Prof. Dr. med. Paul Oldenkott

Rückenschmerzen

Prof. Dr. med. Paul Oldenkott

Rückenschmerzen

TRIAS

Text: Werner Waldmann
Redaktion: Marion Zerbst
Grafische Gestaltung:
Andrea Burk
Umschlaggestaltung und
Illustrationen: Ulrich Franz
Wissenschaftliche
Computerillustrationen:
Christiane von Solodkoff,
Dr. Michael von Solodkoff
Satz: Hirschmeier und Partner
GmbH, Bernd Hirschmeier
Druck: Franz Spiegel Buch
GmbH, Ulm
Projektleitung: Jürgen Mann,
Werner Waldmann
Konzeption und Produktion:
Hampp Verlag, Würzburg,
WZ Media, Stuttgart

Wichtiger Hinweis: Medizin als Wissenschaft ist ständig im Fluß. Soweit in diesem Buch eine Dosierung oder eine Applikation erwähnt wird, darf der Leser zwar darauf vertrauen, daß Autor und Verlag größte Mühe darauf verwandt haben, daß diese Angabe genau dem Wissensstand bei Fertigstellung des Werkes entspricht. Dennoch sollte jeder Benutzer die Beipackzettel der verwendeten Medikamente prüfen, um in eigener Verantwortung festzustellen, ob die dort gegebene Empfehlung für Dosierungen oder die Beachtung von Kontraindikationen gegenüber der Angabe in diesem Buch abweicht. Benutzer außerhalb der Bundesrepublik Deutschland müssen sich nach den Vorschriften der für sie zuständigen Behörden richten.

Geschützte Warennamen (Warenzeichen) werden nicht besonders kenntlich gemacht. Aus dem Fehlen eines solchen Hinweises kann nicht geschlossen werden, daß es sich um einen freien Warennamen handelt.

Dieses Buch entstand auf Grundlage des TRIAS-Bandes „Bandscheibenschäden" von Prof. Dr. med. Paul Oldenkott.

Rücken- und Kreuzschmerzen plagen die Menschen seit Jahrhunderten. Unserer Zeit war es jedoch vorbehalten, das Wissen über Ursachen und Auswirkungen von wirbelsäulenbedingten Schmerzen entscheidend vermehrt zu haben. Sehr bald hatte man erkannt, daß die Bandscheibe für die Funktionstüchtigkeit der Wirbelsäule eine führende Rolle spielt.

Dieser Ratgeber informiert über bandscheibenbedingte Beschwerden im Lendenwirbelsäulenbereich und deren Behandlungsmöglichkeiten. In besonderer Weise richtet sich der Ratgeber an diejenigen, die wegen eines Bandscheibenvorfalls operiert werden müssen. Ihnen soll mit diesem Buch die Entscheidung für die Operation erleichtert und die Angst davor genommen werden. Besonders wichtig ist der Gesichtspunkt der Vorbeugung: Die Kenntnis von der richtigen Körperhaltung und Körperstellung bei der täglichen Arbeit und das angepaßte Verhalten in der Freizeit sind Voraussetzungen für eine sinnvolle Vorsorge jedes einzelnen.

Die Redaktion

Oberstarzt a. D. Prof. Dr. med. Paul Oldenkott (*1934) war von 1980 bis April 1995 Leitender Arzt der Abteilung Neurochirurgie am Bundeswehrkrankenhaus Ulm, Akademisches Krankenhaus der Universität Ulm und Mitglied der Fakultät für Klinische Medizin.

Inhalt

Was Sie von diesem Buch erwarten

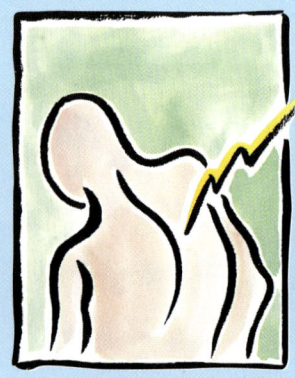

Wenn Sie Probleme mit den Bandscheiben haben, wissen Sie meistens nicht, wann die „Hexe" wieder zuschlägt, also wann Sie der Schmerz im Kreuz, in der Alltagssprache Hexenschuß genannt, wieder bewegungsunfähig macht. Genauso unangenehm und mit einer Schmerzausstrahlung bis in die Beine äußert sich der berüchtigte „Ischias".

Nun sind nicht alle Rücken- und Beinschmerzen auf erkrankte Bandscheiben zurückzuführen, doch die bandscheibenbedingten Beschwerden im Lendenwirbelsäulenbereich gehören zu den häufigsten Ursachen, und sie sind Thema dieses Buches.

Bandscheibenschäden sind keine Modekrankheit

Mit Ihren Schmerzen sind Sie nicht allein – Bandscheibenschäden sind so weit verbreitet, daß man sie heute als Volkskrankheit bezeichnet. Oft führt man ihre Entstehung ausschließlich auf unsere vorwiegend sitzende Lebens- und Arbeitsweise zurück, doch in der Medizingeschichte sind bereits aus der Zeit vor Christi Geburt Fälle von Bandscheibenleiden überliefert. Wer also von einer Mode- oder Zivilisationskrankheit spricht, macht es sich zu leicht.

Dennoch ist sicher, daß Rückenschmerzen in den Industrieländern besonders häufig auftreten: Über die Hälfte der Bevölkerung macht im Laufe ihres Lebens damit unangenehme Bekanntschaft, Frauen wie Männer sind gleichermaßen betroffen.

Lassen Sie sich nicht entmutigen!

Vielleicht ist auch Ihnen das schon passiert: Sie leiden unter heftigen Schmerzen, und Ihre Familie, Ihre Freunde und Arbeitskollegen nehmen Sie nicht ernst, belächeln Sie vielleicht sogar als „eingebildeten Kranken". Daß ein solches Verhalten nicht gerade zu einer raschen Genesung beiträgt, versteht sich wohl von selbst. Schlimmer noch ist aber, daß dadurch bei den Betroffenen Unsicherheit und Depressionen entstehen können. Und diese wiederum können sich ungünstig auf das Leiden auswirken.

Sie sehen schon: Lassen Sie sich nicht in einen solchen Teufelskreis treiben. Daß Sie sich mit diesem Buch beschäftigen, ist bereits ein erster Schritt in die richtige Richtung. Es informiert Sie über Ihr Leiden und gibt Ihnen Hilfe zur Selbsthilfe. Natürlich ersetzt es nicht den Gang zum Arzt, doch Sie werden nach dieser Lektüre die Anordnungen und Ratschläge des Arztes und auch des Aphothekers besser verstehen und für sich nutzen können.

Vor allem erhalten Sie hier die Unterstützung, die Sie brauchen, wenn Sie sich entschlossen haben, sich nicht einfach mit Ihrem Schicksal abzufinden, sondern es selbst in die Hand zu nehmen.

Ob es sich um einen einmaligen „Warnschuß" handelt, den Sie ernst nehmen und dem Sie Eigeninitiative entgegensetzen wollen, oder ob Sie bereits eine lange Leidenszeit hinter sich haben, Ihnen der Arzt vielleicht sogar eine Operation vorgeschlagen hat – dieser Ratgeber gibt Ihnen Information und Entscheidungshilfe. Und wenn Sie eine Operation hinter sich haben, dann können Sie hier erfahren, wie Sie sich verhalten müssen, um Rückschläge nach Möglichkeit zu vermeiden. Dazu gehören zahlreiche Übungen, die Sie problemlos nachmachen können.

Haben Sie den Mut, Ihr Leben selbst in die Hand zu nehmen und sich aktiv an Ihrer Genesung zu beteiligen – mit Ihrem Arzt und Ihrem Apotheker als Partner an Ihrer Seite.

Wenn dieses Zeichen auftaucht, bedeutet das: Hier kann Ihr Arzt oder Apotheker Ihnen weiterhelfen.

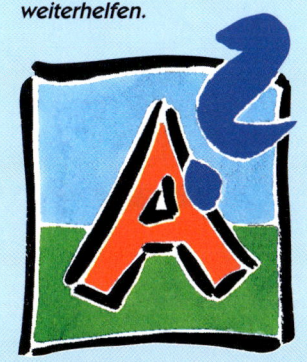

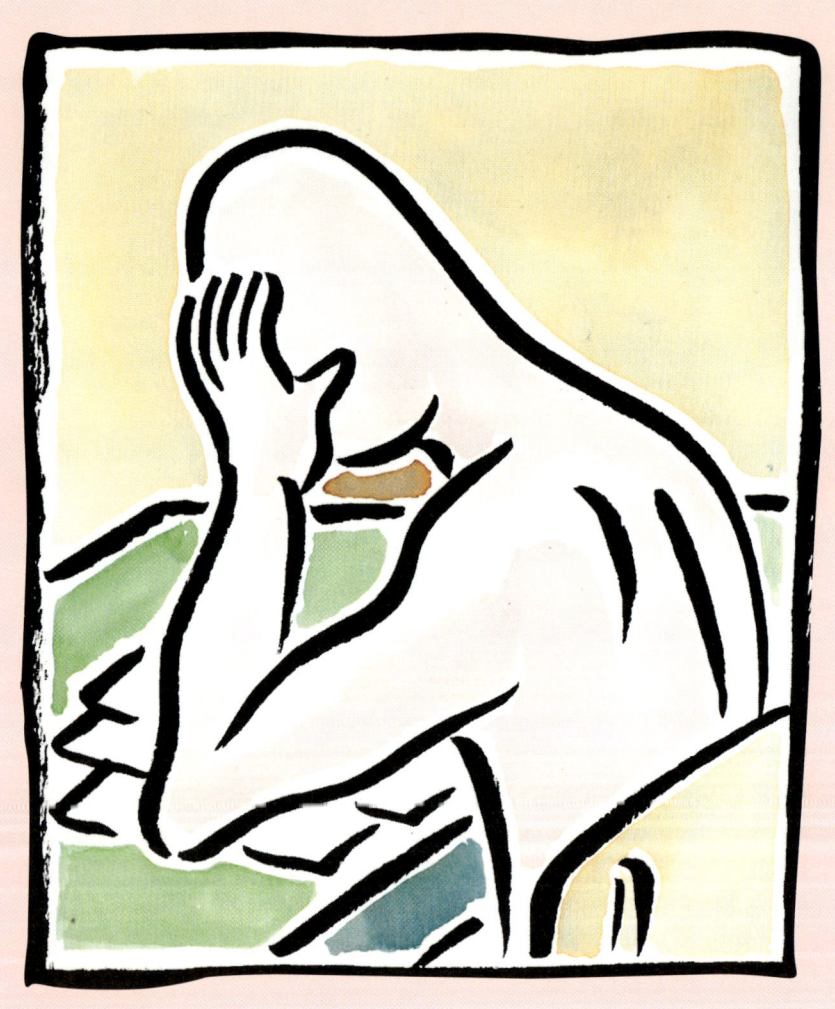

Wie entstehen Bandscheibenschäden?

Schmerzen entstehen nicht grundlos. Sie sind ein Warnsignal Ihres Körpers, der Sie unmißverständlich darauf hinweist, daß etwas nicht stimmt. Man sollte grundsätzlich jeden Schmerz ernst nehmen und nach den tieferen Ursachen forschen; im Fall von Rückenschmerzen ist die Wahrscheinlichkeit, daß es sich dabei um einen Bandscheibenschaden handelt, ziemlich hoch.
Lesen Sie die folgenden Seiten, und lernen Sie Ihre Wirbelsäule besser kennen. Bald werden Sie begreifen, was Ihre Schmerzen Ihnen mitteilen wollen und wie Sie diese Mitteilung nutzbringend umsetzen können.

Wie die Wirbelsäule aufgebaut ist

Wirbelsäulen-
aufbau

Um verstehen zu können, wie die Bandscheiben funktionieren und wie es zu Erkrankungen daran kommen kann, muß man sich die menschliche Wirbelsäule – woraus sie besteht und wie sie aufgebaut ist – einmal näher betrachten.

Je besser Sie über ihren Körper Bescheid wissen, desto besser können Sie mit Ihrer Krankheit umgehen – daher zu Beginn ein kleines Kapitel Anatomie.

Die knöchernen Abschnitte der Wirbelsäule

Die Wirbelsäule trägt den Kopf, stützt den Rumpf und umschließt das Rückenmark. Durch das Becken wird die Wirbelsäule mit den Beinen verbunden.

Man unterteilt die Wirbelsäule in verschiedene Abschnitte, die unterschiedlich viele Wirbel umfassen: die Halswirbelsäule mit 7, die Brustwirbelsäule mit 12, die Lendenwirbelsäule mit 5 Wirbeln, das Kreuzbein und das Steißbein.

Die Wirbelsäule weist typische Krümmungen auf, die ihr, von der Seite gesehen, die Form eines S verleihen und die sich in den ersten Lebensjahren ausbilden. Dafür, daß die einzelnen Wirbel nicht auseinanderfallen, sondern eine bewegliche Einheit bilden, sorgen die Bandscheiben sowie zahlreiche Bänder und Muskeln.

Wie Sie auf den Zeichnungen auf der gegenüberliegenden Seite sehen können, sind die einzelnen Abschnitte der Wirbelsäule recht unterschiedlich gebaut. Noch deutlicher werden die Unterschiede, wenn Sie die Formen der zu jedem Abschnitt gehörenden Wirbel betrachten. Diese Unterschiede sind nötig, weil die Abschnitte jeweils auf verschiedene Weise beansprucht werden und unterschiedliche Aufgaben haben.

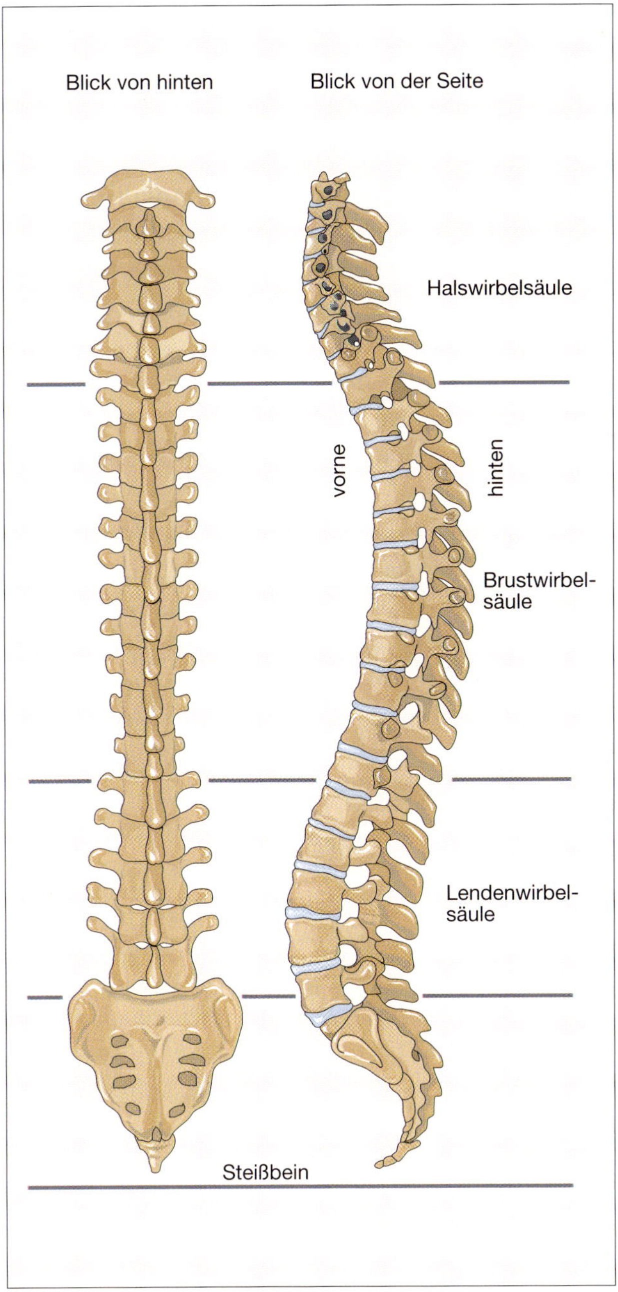

Blick von hinten   Blick von der Seite

Halswirbelsäule

vorne   hinten

Brustwirbel-
säule

Lendenwirbel-
säule

Steißbein

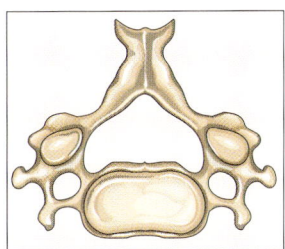

Halswirbel

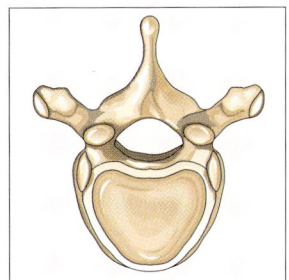

Brustwirbel

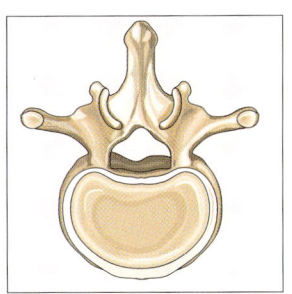

Lendenwirbel

*Die menschliche Wirbel-
säule, unterteilt in ihre Abschnitte, von hinten und
von der Seite gesehen,
sowie die jeweils dazu-
gehörenden Wirbel in der
Aufsicht dargestellt
(Abbildung oben).*

Woraus ein Wirbel besteht

Durch den besonderen, ziemlich kompliziert erscheinenden Aufbau der einzelnen Wirbel wird gewährleistet, daß sie ihre verschiedenen Aufgaben bestmöglich wahrnehmen können.

Eine ausgeklügelte Konstruktion

Zunächst einmal muß Festigkeit gewährleistet sein, wobei gleichzeitig Gewicht gespart werden muß. Daher sind die äußeren Begrenzungen des Wirbelkörpers aus festen Rindenknochen; dazwischen aber befindet sich

So sehen die Wirbel von der Seite und von oben aus.

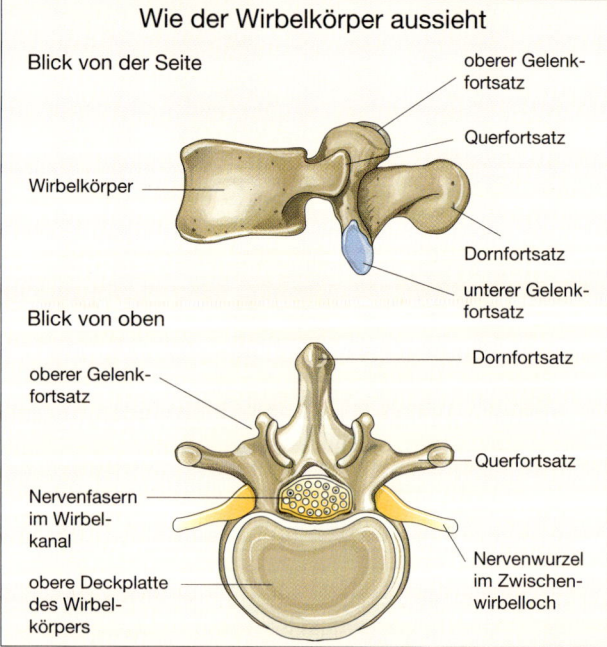

Wie der Wirbelkörper aussieht

Blick von der Seite

oberer Gelenkfortsatz

Querfortsatz

Wirbelkörper

Dornfortsatz

unterer Gelenkfortsatz

Blick von oben

Dornfortsatz

oberer Gelenkfortsatz

Querfortsatz

Nervenfasern im Wirbelkanal

Nervenwurzel im Zwischenwirbelloch

obere Deckplatte des Wirbelkörpers

der sogenannte Schwammknochen, der aus vielen kleinen Verästelungen, den Knochenbälkchen, besteht. Diese Konstruktion sorgt für eine hohe Stabilität.

Die Hohlräume zwischen den Knochenbälkchen sind mit dem Knochenmark ausgefüllt, das das Gewebe enthält, in dem die roten Blutkörperchen gebildet werden.

Links und rechts von den Wirbelkörpern gehen halbmondförmige knöcherne Bogen ab, die sich zum Teil seitlich verbreitern und in kleine Fortsätze auslaufen, (Querfortsätze). Ein anderer Teil der Bogen vereinigt sich mit dem gegenüberliegenden zu einem knöchernen Ring mit einem Vorsprung, dem Dornfortsatz.

Die knöchernen Ringe aller Wirbelkörper bilden den Wirbelkanal, der das Rückenmark, das für die Verbindung zwischen dem Gehirn als Steuerzentrale und dem übrigen Körper zuständig ist, mit seinen Nervensträngen schützt. Darüber hinaus hat das Rückenmark auch eigenständige Aufgaben bei der Steuerung vieler Körperfunktionen. Außerdem setzen an den Vorsprüngen der Wirbel die Muskeln an, die uns in die Lage versetzen, zu gehen und zu stehen.

Dort, wo die Wirbelbogen miteinander in Kontakt stehen, haben sich Gelenke gebildet, und zwar je zwei an den Ober- und Unterseiten. Durch diese vielen Gelenke können die Bewegungen der Wirbelsäule sehr fein abgestimmt werden.

Natürliche Stoßdämpfer

Wenn die einzelnen Wirbel direkt aufeinanderliegen würden, wären sie ständig einem hohen Druck ausgesetzt und würden sehr schnell verschleißen. Daher hat die Natur für eine Art Stoßdämpfer dazwischen gesorgt, das sind die Bandscheiben. Da es in diesem Buch hauptsächlich um sie geht, werden sie auf den folgenden Seiten besonders ausführlich vorgestellt.

Wenn man den komplizierten, aber sinnreichen Aufau der Wirbelsäule betrachtet, wundert es einen kaum mehr, daß auch schon kleinere Störungen in diesem Gefüge größere Beschwerden hervorrufen können. Schauen Sie auf den folgenden Seiten weiter, was alles noch mit der Wirbelsäule zusammenhängt.

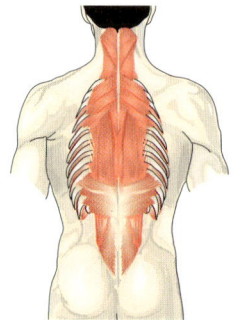

Aufrechter Gang und Schutzfunktion

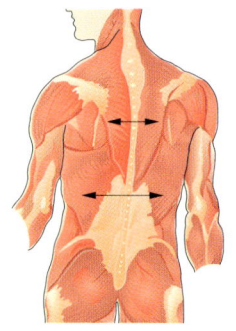

Muskeln, Rückenmark, Nerven Der aufrechte Gang, den der Mensch im Laufe seiner langen Entwicklung angenommen hat, gewährt ihm zwar eine ganze Reihe von Vorteilen; der Wirbelsäule aber fordert er besondere Leistungen ab.

Was die Muskeln leisten

Die Muskeln übernehmen die Aufgabe, die Wirbelsäule, die aus lauter Einzelteilen besteht und wie ein beweglicher Stab ist, in der Senkrechten auszubalancieren. Hierbei können Sie ihr ganz wesentlich helfen, indem Sie sich eine gute Körperhaltung angewöhnen. Darüber aber später mehr.

Folgende Muskeln sind mit der Wirbelsäule verbunden: im Rücken die beiden kräftigen Muskelzüge links und rechts der Wirbelsäule, die eigentlichen Rückenmuskeln sowie flache Muskeln, die sich quer von der Wirbelsäule zum Schultergürtel ziehen; vorn und seitlich die Bauchmuskeln, außerdem die Hüftmuskeln und die Beckenbodenmuskulatur.

Erkrankungen und Störungen im Zusammenspiel der einzelnen Muskelgruppen führen dazu, daß sich die Haltung des Menschen verschlechtert.

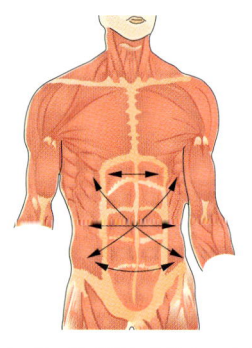

Die für die Wirbelsäule wichtigsten Muskeln von hinten (oben und Mitte) und von vorn (unten)

Als Folge davon wird die Wirbelsäule falsch belastet. Doch es muß noch gar nicht zu irgendwelchen Erkrankungen gekommen sein – schon wenn die Muskulatur „nur" entweder zu schlaff oder auch zu stark angespannt ist, kann dies bereits unterschiedlichste Funktionsstörungen hervorrufen.

Im Innern der Wirbel

Das Rückenmark ist ein Teil des zentralen Nerven-
systems und sozusagen eine Fortsetzung des Gehirns.
Und ebenso wie das Gehirn vom Schädel schützend
umschlossen wird, erhält das Rückenmark seine Schutz-
hülle vom knöchernen Wirbelkanal. Vom Rückenmark
gehen Nervenfasern aus, die Bündel bilden und Nervenwurzeln genannt werden.

Genauso wie das Rückenmark werden auch die Nervenwurzeln von einer harten Haut umhüllt. Außerdem
werden Rückenmark und Nervenwurzeln wie das Gehirn von einer Flüssigkeit umspielt, dem Nervenwasser,
das einen zusätzlichen Schutz bietet.

Da das Rückenmark kürzer ist als die Wirbelsäule,
treten die acht Nervenwurzeln im Bereich der Halswirbelsäule mehr waagerecht aus, die zwölf Nervenwurzeln im Bereich der Brustwirbelsäule treten schräg und
die fünf Nervenwurzeln im Lendenwirbelsäulenbereich
fast senkrecht aus, sie sind also wesentlich tiefer, als es
ihrem Ursprungsort im Rückenmark eigentlich entspricht.

Das Rückenmark endet bei erwachsenen Menschen
in Höhe des zweiten Lendenwirbelkörpers. Im Gegensatz zum Hals- und Brustwirbelkanal wird der größte
Teil des Lendenwirbelkanals daher nur noch von Nervenfasern ausgefüllt.

Die Nervenwurzeln verlassen den Wirbelkanal
durch die beschriebenen seitlichen Öffnungen, die sogenannten Zwischenwirbellöcher (siehe Abbildung auf
Seite 19). Außerhalb des Wirbelkanals bilden die einzelnen Nervenwurzeln zahlreiche Geflechte, aus denen
der eigentliche Nerv hervorgeht, zum Beispiel der Bein-
nerv („Ischiasnerv", Nervus ischiadicus), der sich aus
den Lenden- und Kreuzbeinnervenwurzeln L4 bis S3 zu-
sammensetzt.

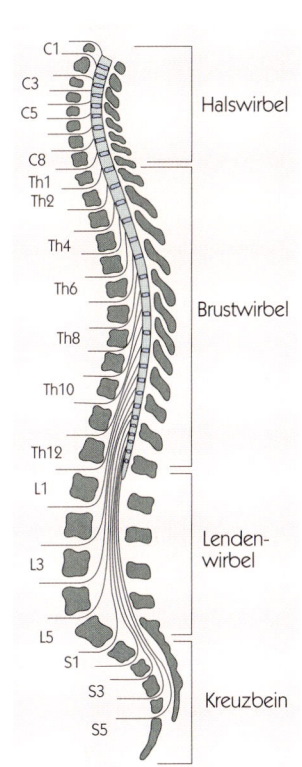

*So liegt das Rückenmark
in der Wirbelsäule und so
treten die Nervenwurzeln
aus; die im Lendenwirbel-
säulenbereich austretenden
Nervenwurzeln werden ent-
sprechend ihres Austritts in
Wirbelkörperhöhe mit L1 bis
L2 bezeichnet.*

Wozu die Band-scheiben dienen

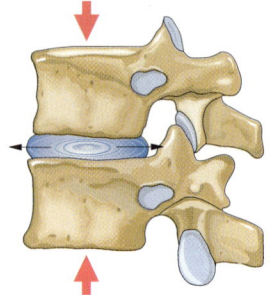

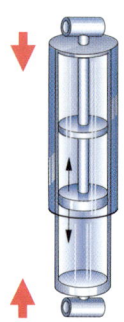

Die Bandscheiben kann man mit einem Stoßdämpfer vergleichen: Sie federn die Belastungen, die auf die Wirbelsäule einwirken, ab.

Bandscheiben Daß Ihre Wirbelsäule so beweglich ist, verdanken Sie hauptsächlich Ihren Bandscheiben. Sie liegen jeweils zwischen zwei Wirbelkörpern, deshalb nennt man sie auch Zwischenwirbelscheiben. Über die knorpeligen Deckplatten des Wirbelkörpers sind die Bandscheiben mit diesem eng verbunden.

Wie der Name sagt, hat eine Bandscheibe die Form einer Scheibe. Diese Scheibe ist aufgebaut aus einem äußeren Gürtel, dem Faserring, der aus mehreren Schichten eines straffen, sehnenartigen Bindegewebes besteht, und dem im Innern gelegenen gallertartig-weichen Kern, dem Gallertkern.

Da es zwischen dem ersten und zweiten Halswirbelkörper keine Bandscheibe gibt, hat der Mensch sechs Hals-, zwölf Brust- und fünf Lendenbandscheiben. Auch das Kreuz- und das Steißbein haben normalerweise keine Bandscheiben und sind verknöchert.

Man zählt die Bandscheiben immer nach den über ihnen gelegenen Wirbeln, also liegt beispielsweise die fünfte Lendenbandscheibe zwischen dem fünften Lendenwirbel und dem Kreuzbein (siehe dazu auch die Abbildungen auf Seite 17 und 19).

Weiche Landung für harte Wirbel

Nur wenn ihr Gewebe unversehrt ist, kann die Bandscheibe ungestört funktionieren. Sie können sich die Bandscheibe wie ein Wasserkissen vorstellen, das die Er-

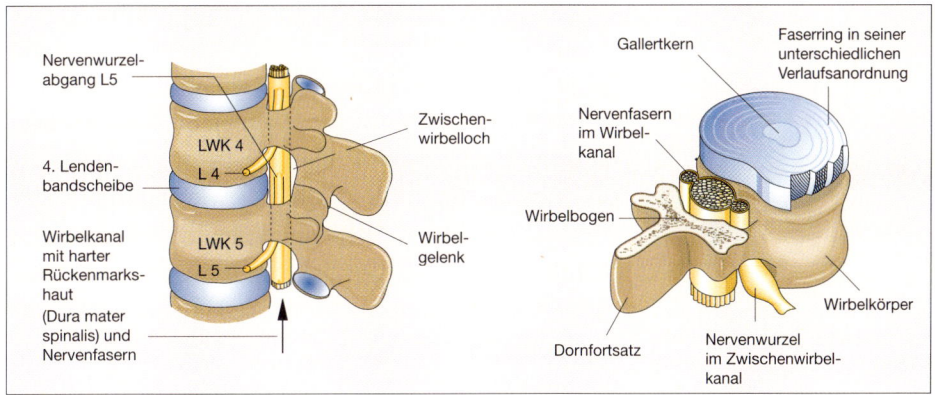

Nervenwurzel-abgang L5

4. Lenden-bandscheibe

Wirbelkanal mit harter Rückenmarks-haut (Dura mater spinalis) und Nervenfasern

LWK 4
L 4
LWK 5
L 5

Zwischen-wirbelloch

Wirbel-gelenk

Gallertkern

Faserring in seiner unterschiedlichen Verlaufsanordnung

Nervenfasern im Wirbel-kanal

Wirbelbogen

Dornfortsatz

Nervenwurzel im Zwischenwirbel-kanal

Wirbelkörper

schütterungen der Wirbelsäule auffängt und weiterhin bestimmt, in welchem Ausmaß sich die Wirbel bewegen, oder – noch anschaulicher – wie einen Stoßdämpfer Ihres Autos, der die durch die Unebenheiten der Fahrbahn ausgelösten Stöße ausgleicht.

Die Bandscheibe liegt auf dem Wirbelkörper. In direkter Nachbarschaft verlaufen die Nervenfasern und treten die Nervenwurzeln aus.

Ein feines Gefüge

Sie werden sich leicht vorstellen können, daß eine kranke Bandscheibe beträchtliche Auswirkungen auf das Nervensystem haben kann, wenn Sie sich die Abbildung auf dieser Seite ganz oben rechts betrachten, die zeigen,

So verändert sich Ihre Bandscheibe, wenn Sie unterschiedliche Körperhaltungen einnehmen.

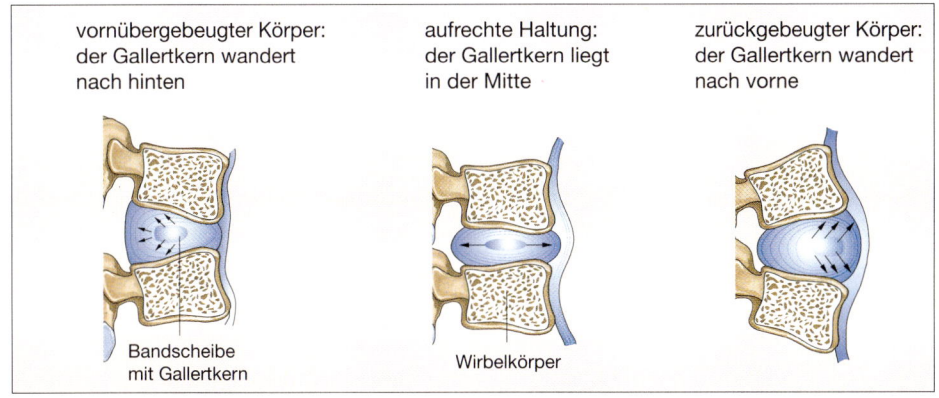

vornübergebeugter Körper: der Gallertkern wandert nach hinten

aufrechte Haltung: der Gallertkern liegt in der Mitte

zurückgebeugter Körper: der Gallertkern wandert nach vorne

Bandscheibe mit Gallertkern

Wirbelkörper

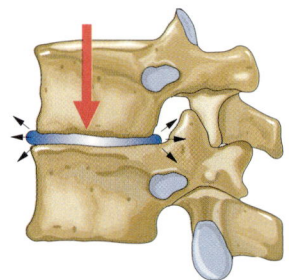

Etwas übertrieben dargestellt, zeigt die Abbildung, wie die Bandscheibe sich bei senkrecht einwirkender Belastung verformt.

wie viele Nervenfasern in unmittelbarer Nähe im Wirbelkanal verlaufen und wie viele Nervenwurzeln aus den Zwischenwirbelkanälen austreten.

Wenn Sie aufrecht stehen, werden die auf die gesunde Bandscheibe einwirkenden Kräfte durch den Eigendruck des Gallertkerns im Gleichgewicht gehalten. Eine über die normale Ruhespannung hinausgehende senkrechte Belastung der Wirbelsäule führt jedoch zu Flüssigkeitsverschiebungen. Der Gallertkern wird oval, und der Zwischenwirbelraum verkleinert sich (siehe die Abbildung links). Lange, von oben nach unten an den Wirbelkörperhinterkanten und Wirbelkörpervorderkanten verlaufende Bänder, das hintere und das vordere Längsband (siehe die Abbildung links unten), stabilisieren zusätzlich den Bewegungsspielraum der belasteten Bandscheiben.

Dafür, daß Sie Schmerzen bekommen, wenn Ihre Wirbelsäule und die Bandscheiben erkrankt sind, sorgt ein umfangreiches System feiner Nerven. Sie ziehen zu den Wirbelkörpern, verzweigen sich in den Bändern und reichen an die Bandscheiben heran.

Schwer unter Druck

Eine falsche Beanspruchung der Muskeln führt zu Muskelverspannungen. Für die Bandscheiben hat das Folgen, denn diese sind dann unterschiedlichen Druckbelastungen bei verschiedenen Körperhaltungen ausgesetzt. Diese Belastungen wurden für die dritte Lendenbandscheibe, die zwischen dem dritten und vierten Lendenwirbel liegt, gemessen: Im Sitzen und beim Vornüberbeugen im Stand (wenn Sie zum Beispiel an einem zu niedrigen Becken Geschirr spülen) beträgt die Belastung beispielsweise 140 kg, und sie steigt im Sitzen mit vornübergeneigtem Oberkörper auf über 175 kg.

hinten (Rücken)   vorn (bauchwärts)

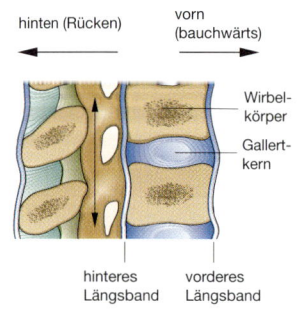

Wirbelkörper

Gallertkern

hinteres Längsband   vorderes Längsband

Bandscheibe in Ruhe bei aufrechter Körperhaltung (längs seitlich halbiert)

Der niedrigste Bandscheibeninnendruck besteht in Rücken- und Seitenlage. Aus diesem Grund wird Ihr Arzt Ihnen bei der Behandlung von Bandscheibenerkrankungen körperliche Ruhe verordnen. Und auch das Gebot, nach einer Bandscheibenoperation nicht sitzen zu sollen, läßt sich mit dem hohen Bandscheibeninnerdruck im Sitzen begründen.

Wie wichtig eine gesunde Bandscheibe ist, wird verständlich, wenn man sie als den Mittelpunkt eines Bewegungsabschnitts der Wirbelsäule ansieht. Zu diesem sogenannten Bewegungssegment gehören die oben und unten an die Bandscheibe angrenzenden Wirbelkörper, die Wirbelbogen mit den Wirbelgelenken und ihren Bandverbindungen, die Nerven, die Blutgefäße und die dazugehörigen Anteile der Rückenmuskulatur. Alle Bewegungssegmente zusammen bilden die Beweglichkeit der gesamten Wirbelsäule.

223 Kg
175 Kg
142 Kg
140 Kg
100 Kg
75 Kg
25 Kg

Je nachdem, welche Körperhaltung Sie einnehmen, werden Ihre Lendenbandscheiben unterschiedlich stark belastet.

Was der Bandscheibe passieren kann

Schon vor dem 20. Lebensjahr beginnen sich normalerweise die Bandscheiben zu verändern. Dabei handelt es sich um Rückbildungs–, das heißt Schrumpfungsvorgänge. Das Bandscheibengewebe und davon vor allem der Gallertkern verliert nämlich im Laufe des Lebens immer mehr Flüssigkeit. Dies ist ein völlig natürlicher Vorgang, von dem wir alle betroffen sind und der nicht krankhaft ist.

Wenn die Bandscheibe entartet

Kommen nun zu den natürlichen Rückbildungsvorgängen besondere innere und/oder äußere Bedingungen hinzu, können sich Risse und Spalten bilden, die Bandscheibe schrumpft, ähnlich wie Lehm, der eintrocknet. Dadurch kann die Bandscheibe ihrer Funktion nicht mehr richtig gerecht werden, sie wird unelastisch.

Die linke Zeichnung zeigt die gleichmäßige Druckverteilung der normalen Bandscheibe. Die unter Belastung auftretende normal ovale Verformung der gesunden Bandscheibe ist nicht miteingezeichnet. In der Mitte ist eine geschädigte Bandscheibe zu sehen, bei der sich der Druck ungleichmäßig verteilt, und die Bandscheibe rechts ist vollständig entartet, sie kann ihre Stoßdämpferaufgabe überhaupt nicht mehr wahrnehmen.

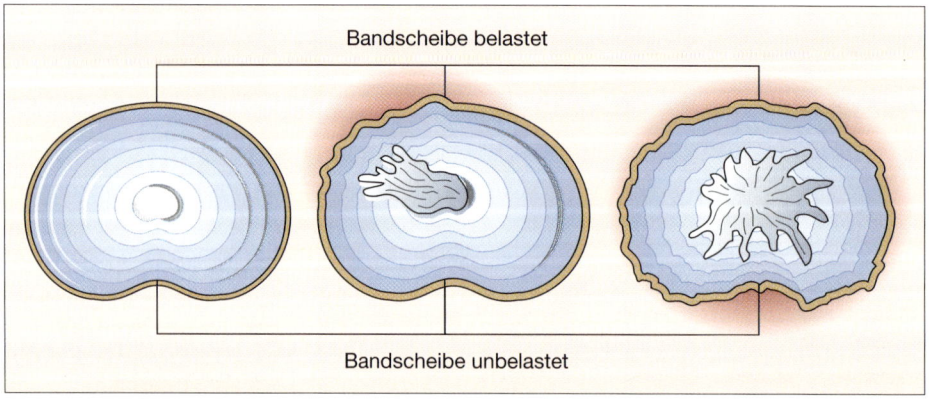

Bandscheibe belastet

Bandscheibe unbelastet

Normalerweise verteilen sich die Zug- und Druckkräfte des Gallertkerns gleichmäßig auf den Faserring. Mit zunehmendem Alter kann dieses Kräftespiel gestört werden, wenn die Bandscheibe ihre Elastizität einbüßt. Schreitet die Gewebsveränderung fort, verliert die Bandscheibe ihre kräfteauffangenden und kräfteverteilenden Eigenschaften schließlich vollständig; sie entartet und degeneriert. Sie können sich die degenerierte Bandscheibe einfach wie einen platten Autoreifen vorstellen.

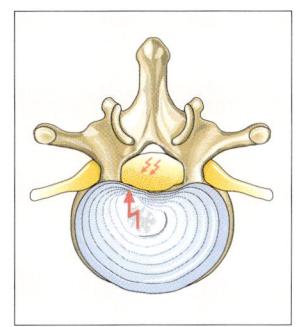

Die einseitige Bandscheibenvorwölbung links mit Druck auf die Nervenwurzel ist rückbildungsfähig.

Neben den Gewebeveränderungen durch Verschleiß und Zermürbung können auch Fehlbelastungen die Funktionstüchtigkeit der Bandscheibe beeinträchtigen, zum Beispiel, wenn die Festigkeit der Wirbelbogen gestört ist (Spaltbildung, Wirbelgleiten).

Wenn sich die Bandscheibe verlagert

Haben sich Risse und Spalten in der Bandscheibe gebildet, kann sich der Gallertkern mit oder ohne Faserringanteile verlagern. Dann kommt es entweder zu einer Bandscheibenvorwölbung oder sogar zu einem Bandscheibenvorfall.

Von Vorwölbung spricht man, wenn der äußere Faserring noch zusammenhält und durch das gelockerte und in ihn eingedrungene Gewebe des Gallertkerns vorgetrieben wird. Ein Vorfall liegt dann vor, wenn auch der Faserring lückenhaft oder eingerissen und der Gallertkern aus dem Gewebeverband herausgetreten ist. Wird der Gallertkern mit Teilen des Faserrings abgestoßen, spricht man von einem „sequestrierten Bandscheibenvorfall". Solche Bandscheibensequester können entweder unter dem hinteren Längsband liegen und dieses in den Wirbelkanal vortreiben, das hintere Längsband durchbrechen und in den Wirbelkanal hineinragen oder frei im Wirbelkanal liegen.

In Ausnahmefällen treten gewebliche Rückbildungsvorgänge ein, die eine krankhaft veränderte Bandscheibe festigen. Dadurch können sowohl Rücken- als auch Beinbeschwerden sich bessern oder sogar verschwinden. Es kann auch sein, daß sich im Wirbelkanal befindliche Bandscheibenteile verlagern und so keinen Druck mehr auf die Nervenwurzeln ausüben. In solchen Fällen muß der Arzt prüfen, ob sich nicht mit dem nachlassenden Schmerz eine Lähmung entwickelt.

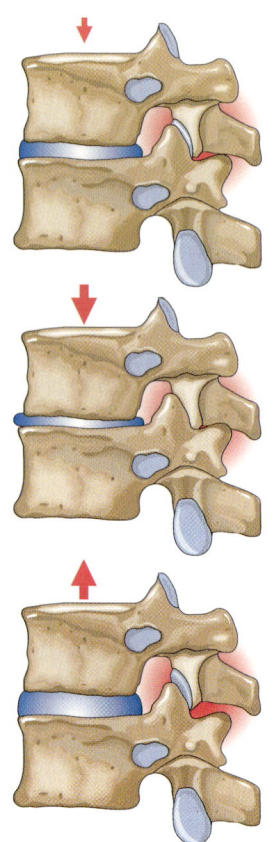

Die obere Zeichnung zeigt die Bandscheibe bei normaler Belastung. Auf der Abbildung in der Mitte sehen Sie, wie sehr sie ihr Volumen bei anhaltend starker Belastung verringert; der Zwischenwirbelraum und der Gelenkspalt verkleinern sich. Unten sehen Sie schließlich die Bandscheibe bei anhaltend starker Entlastung, wobei sich der Zwischenwirbelraum erweitert und der Gelenkspalt klafft.

Kreuz- und Beinbeschwerden bei kranken Bandscheiben

Kreuz- und Beinschmerzen **Wenn sich Risse und Spalten im Bandscheibengewebe bilden, wird das Bewegungssegment in seiner Leistungsfähigkeit gestört. Zunächst lockert sich die Bandscheibe, aber die Rumpfmuskulatur kann das meist noch ausgleichen. Sind nun die Leistungsreserven der Muskeln erschöpft, kommt es auch bei ihnen zu einer Funktionsstörung, die sich durch dumpfe, nicht eindeutig lokalisierbare Ermüdungsschmerzen äußert.**

Wenn der Patient ruht, klingen die Schmerzen gewöhnlich ab. Dies kann jedoch der Beginn einer Erkrankung eines oder mehrerer Bewegungssegmente im Lendenwirbelbereich sein.

Ändern sich Spannnung oder Volumen der Bandscheibe, kann ebenfalls die Leistung des Bewegungssegments gestört werden, und dabei treten örtliche Schmerzen, also am Rücken, oder fortgeleitete, nämlich im Bein, auf.

Wenn sich gleichzeitig die Bandscheibe vorwölbt, verstärkt sich der Schmerz. Dies kann einerseits durch anhaltend starke Belastung der Wirbelsäule eintreten, wobei die Bandscheibe zuviel Flüssigkeit abgibt und sich ihr Volumen also krankhaft vermindert.

Andererseits kann es bei langer Entlastung sein, daß die Bandscheibe zuviel Flüssigkeit aufnimmt, der Gelenkspalt klafft und die Gelenkkapsel gedehnt wird.

Wenn Sie sich morgens unter Schmerzen nur schlecht bewegen können, kann das letztere der Fall sein. Die nach der nächtlichen Ruhe entlastete und aufgetriebene Bandscheibe gerät wieder unter den Zug der Muskeln und wölbt sich vor. Sobald Sie sich einige Zeit lang bewegt haben, bessern sich die Beschwerden und verschwinden meist nach einigen Stunden.

Hexenschuß und Ischias

Sind die Schmerzen stärker, örtlich genauer bestimmbar und halten sie länger an, heißt das, daß durch die Verlagerung der Bandscheibe auch Nervenwurzeln gereizt werden. Die Muskeln sind verhärtet, und die Lendenwirbelsäule ist in ihrer Beweglichkeit schmerzhaft eingeschränkt. Sie kennen diesen Zustand unter der Bezeichnung „Hexenschuß". Wenn nach kurzer Ruhezeit keine Besserung eintritt, ist ärztliche Behandlung notwendig. Diese Schmerzzustände können sich über Jahre wiederholen.

Falls eine Bandscheibe vorgewölbt ist, treten Beinschmerzen, der sogenannte „Ischias" auf, die durch den Druck des vorgetriebenen Faserrings hervorgerufen werden.

Belastungskreuzschmerzen

Nicht leicht für den Arzt zu diagnostizieren sind Belastungskreuzschmerzen, die in Abhängigkeit von der Körperhaltung auftreten und immer wiederkehren können („Facettensyndrom"). Darunter faßt man örtliche und ausstrahlende Schmerzen zusammen, die von den Lendenwirbelgelenken ausgehen. Typisch sind Schmerzen, die in Gesäß, Oberschenkel und Leisten (Hoden) ausstrahlen. Nicht nur die Diagnose, sondern auch die Behandlung dieser Schmerzen ist nicht einfach; sie ist auf jeden Fall zunächst immer konservativ.

Zwar ist die Lendenwirbelsäule, wie Sie auf der Abbildung auf Seite 13 gesehen haben, nur ein Abschnitt der gesamten Wirbelsäule und setzt sich aus lediglich fünf Wirbeln zusammen – doch handelt es sich hierbei um einen für das Thema dieses Buches besonders wichtigen Abschnitt. Hier nämlich entstehen besonders häufig schmerzhafte Veränderungen. Die Lendenwirbelsäule muß das gesamte Gewicht des Körpers oberhalb von ihr tragen. Sie überträgt dieses Gewicht auf das Becken, wenn Sie sitzen, und auf die Beine, wenn Sie stehen, gehen und laufen. Daher ist es wichtig, daß die Lendenwirbelkörper kräftig entwickelt sind, damit sie die starke Belastung auffangen können.

Bandscheibenvorfall im Lendenwirbel- säulenbereich

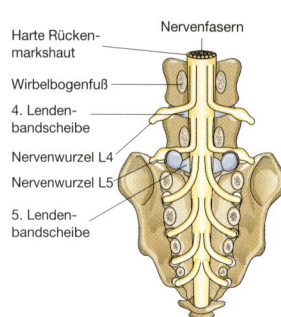

Harte Rücken-
markshaut

Nervenfasern

Wirbelbogenfuß

4. Lenden-
bandscheibe

Nervenwurzel L4

Nervenwurzel L5

5. Lenden-
bandscheibe

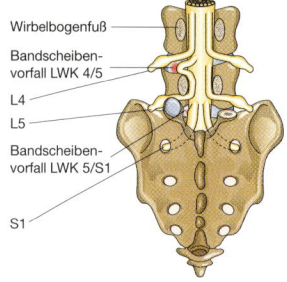

Wirbelbogenfuß

Bandscheiben-
vorfall LWK 4/5

L4

L5

Bandscheiben-
vorfall LWK 5/S1

S1

Die obere Zeichnung zeigt, schematisch vereinfacht, in welcher Lage die Nervenwurzeln und die gesunden Bandscheiben zueinander geordnet sein müssen, um gut zu funktionieren. Auf der unteren Abbildung können Sie erkennen, wie die Nervenwurzeln geschädigt werden, wenn die Bandscheibe erkrankt und vorfällt (Ansicht jeweils von hinten).

**Bandschei-
benvorfall** **Leiden Sie schon seit Jahren unter Rückenschmerzen,** **wobei diese zwischendurch immer wieder verschwinden und dann plötzlich zurückkehren? Kommen ein- oder beidseitige Beinschmerzen dazu, die auf eine konservative, das heißt nicht operative Behandlung nicht ansprechen? Wenn schließlich Ihre Lendenwirbelsäule in ihrer Beweglichkeit eingeschränkt ist und Sie gleichzeitig unter oft unerträglichen örtlichen Schmerzen leiden, wird Ihr Arzt mit großer Wahrscheinlichkeit zu dem Schluß kommen, daß es sich um einen Bandscheibenvorfall im Bereich der Lendenwirbelsäule handelt.**

Was spielt sich im Körper ab?

Wie stark die Schmerzen sind und ob Ausfallserscheinungen auftreten, ist abhängig von der Höhe des Gewebedurchbruchs, von seiner Lage und Richtung zum Wirbelkanal und zu den Nervenwurzeln. Dies wird deutlich, wenn Sie die Abbildungen auf dieser Seite betrachten.

Ausfallserscheinungen kann der Arzt bei der Untersuchung feststellen. Sie äußern sich in einer Änderung der Gefühlsempfindung bei Berührung. Ob eine Muskelschwäche oder ein Ausfall der Bein- und Fußmuskulatur vorliegt, können Sie in der Regel selbst feststellen – wenn Sie beispielsweise plötzlich ohne äußeren Anlaß stolpern, mit dem Fuß hängenbleiben oder beim

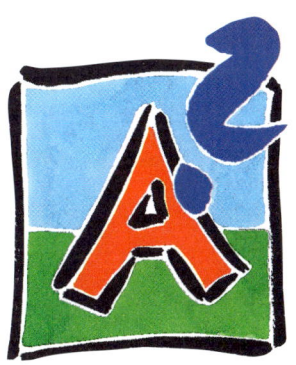

Treppensteigen im Knie einknicken. Die Stärke Ihrer Schmerzen gibt allerdings keinen Hinweis auf die Größe des abgestoßenen Bandscheibenstücks, des Bandscheibensequesters.

Welche Bandscheibe genau erkrankt ist, kann der Arzt dadurch bestimmen, indem er feststellt, welche Ausfallserscheinungen vorliegen und wo sie lokalisiert sind. Wenn beispielsweise die erste Kreuzbeinnervenwurzel (S1, siehe dazu die Abbildung auf Seite 17) betroffen ist, fällt ein bestimmter Muskeleigenreflex aus. Die Gefühlsempfindung kann dann streifenförmig entlang des gesamten Beins gestört sein, und wenn sich eine Lähmung entwickelt hat, können Sie sich nur schwer oder gar nicht mehr mit einem Fuß auf die Zehenspitzen stellen.

Häufiger kommt eine Störung der fünften Lendennervenwurzel vor, die sich darin äußert, daß Sie nur schlecht oder überhaupt nicht den Fuß und die Zehen heben können. Sind darüberliegende Nervenwurzeln geschädigt, so ist in der Regel Ihr Oberschenkel geschwächt; Sie knicken beim Treppensteigen mit dem Knie ein. Auch wenn andere Nervenwurzeln geschädigt sind, gibt es charakteristische Ausfallserscheinungen, die den Arzt auf die Lage der Schädigung hinweisen. Es ist überdies möglich, daß mehrere Nervenwurzeln gleichzeitig betroffen sind.

Wenn die vorgefallene Bandscheibe auf eine oder mehrere Nervenwurzeln drückt, kann sich eine Muskellähmung entwickeln, wodurch der Schmerz nachläßt. Dies dürfen Sie aber keinesfalls als Besserung oder Behandlungserfolg ansehen! Durch den Bandscheibenvorfall wird nämlich die Leitungsfunktion der Nervenwurzel unterbrochen; Sie können das mit einem abgeknickten Wasserschlauch vergleichen, durch den kein Wasser mehr fließen kann.

Wenn Störungen beim Wasserlassen und Stuhlgang auftreten, so sind diese häufig schmerzbedingt oder aber auch als Hinweis auf eine seltene beginnende Störung bestimmter Funktionszentren im Wirbelkanal anzusehen, die sehr ernst zu nehmen sind. Sie müssen sofort zu Ihrem Arzt gehen, der durch seine Untersuchung die Ursache klären und, wenn die Ursache ein Bandscheibenvorfall ist, sofort die Einweisung in eine Fachabteilung veranlassen wird. Der operierende Arzt entscheidet, ob eine Operation notwendig ist.

Was verursacht den Bandscheibenvorfall?

Wichtig: Ursachen Wir wissen zwar schon recht viel über die krankhaften Veränderungen der Bandscheibe, doch welche Ursachen diese Veränderungen in Gang bringen, ist bis heute unbekannt oder zumindest nicht eindeutig nachgewiesen.

Es muß zumindest eine im einzelnen Menschen festgelegte Anlage zur Erkrankung vorhanden sein, doch ist dies nicht das einzige. Negativ auswirken kann sich zum Beispiel, wenn jemand schon in jungen Jahren überdurchschnittlich hart körperlich arbeiten muß oder in schlecht gefederten Autos oder viel Motorrad fährt.

Die unterschiedlichsten Krankheiten, die eine Wirbelsäulenfehlbelastung mit sich bringen, falsche Verhaltensweisen bei bekannten angeborenen Aufbaustörungen der Wirbelsäule oder chronische Schädigungen, zum Beispiel durch Leistungsturnen von Kindern und Jugendlichen, können die Entstehung eines Bandscheibenschadens begünstigen.

Ein Bandscheibenvorfall kann während der Arbeit auftreten – beim Heben und Tragen von Lasten, beim Stehen, Sitzen, Bücken und Laufen, doch auch in Ruhe. Ein Unfall ist allerdings nur selten die Ursache für einen Bandscheibenvorfall.

Ganz wesentlich für eine zutreffende Diagnose ist es allerdings, daß Sie als Patient Ihrem Arzt so genaue Angaben wie möglich über Art und Entwicklung Ihrer Beschwerden machen.

So stellt der Arzt bei Ihnen einen Bandscheibenvorfall fest

Zunächst wird Ihr Arzt Sie gründlich untersuchen. Wenn er dann einen Bandscheibenschaden vermutet, wird er diese Diagnose durch Röntgenaufnahmen der entsprechenden Wirbelsäulenabschnitte untermauern. Mit Hilfe der Elektrodiagnostik lassen sich Störungen der Nervenleitungs- und Muskelfunktion nachweisen. Um die Schwere einer Muskellähmung zu erfassen, steht dem Arzt eine vorgegebene Skala zur Verfügung.

Die klinisch gestellte Diagnose kann durch moderne Methoden der Medizin weiter gesichert werden. Dabei handelt es sich in erster Linie um die spinale Computertomographie (CT) oder eine Kontrastmitteluntersuchung (Myelographie). In unklaren Fällen werden auch beide Methoden angewendet. Die Kernspintomographie (MR) kann unter besonderen Umständen noch bessere Erkenntnisse liefern, ihrem Einsatz sind aber wegen der noch hohen Kosten vergleichsweise Grenzen gesetzt. Erforderlich wird diese Untersuchung, wenn Ursachen bei Schmerzen nach einer Operation geklärt werden müssen.

Die Einführung der Computertomographie hat den Nachweis eines Bandscheibenvorfalls im Bereich der Lendenwirbelsäule erleichtert. Außerdem bedeutet die Untersuchung damit keine Belastung für den Patienten und hinterläßt keine Folgeerscheinungen. Dennoch wird Ihr Arzt nicht zu häufig eine Wiederholungsuntersuchung anordnen, damit die mögliche Strahlenbelastung für Sie nicht zu hoch wird.

Falls Ihr Arzt ergänzend doch noch eine Kontrastmitteluntersuchung verordnet, wird Ihnen der Untersucher den Eingriff eingehend erklären: Mit Hilfe einer Hohlnadel wird Nervenwasser zur Laboruntersuchung entnommen, Kontrastmittel in den Wirbelkanal eingespritzt, Röntgenaufnahmen angefertigt, mit denen Veränderungen im Wirbelkanal nachgewiesen werden. Das wasserlösliche Kontrastmittel hinterläßt keine Folgen und wird über die Nieren ausgeschieden.

Bei einer Kontrastmitteluntersuchung können gelegentlich Begleiterscheinungen auftreten. Dabei handelt es sich um Kopfschmerzen und ein Gefühl der Steifigkeit in der Nackengegend. Ebenso ist es möglich, daß es Ihnen übel wird und Sie sich erbrechen müssen. Die Ursache hierfür liegt in dem Verlust an Nervenwasser. Aus diesem Grund wird Ihnen der Arzt Bettruhe verordnen. Sechs Stunden lang nach dem Eingriff bleibt Ihr Oberkörper hochgelagert, anschließend legen Sie sich flach auf den Rücken. Um den Verlust an Nervenwasser auszugleichen, müssen Sie ausreichend trinken – allerdings keinen Alkohol! Auch aufs Rauchen müssen Sie verzichten.

Kreuzschmerzen können auch andere Ursachen haben

Andere Schmerzursachen **Bandscheibenveränderungen sind zwar eine sehr häufige Ursache für Kreuzschmerzen,** aber nicht die einzige. Sowohl körperliche Erkrankungen als auch psychische Probleme können außerdem als Auslösefaktor in Frage kommen.

Nicht immer sind die Bandscheiben schuld

Biochemische und immunologische Prozesse, rheumatische und neurologische Erkrankungen, Erkrankungen der Nieren und Harnwege – all dies kann Kreuzschmerzen hervorrufen. Außerdem treten Kreuzschmerzen häufig bei Schlaflosigkeit und bei Magen-Darm-Erkrankungen auf.

Rücken- und Beinschmerzen können auch auf Tumoren im Bereich der Lendenwirbelsäule hinweisen oder auf Tumoren der Nervenfasern oder der Nervenwurzeln innerhalb der Wirbelsäule. Selten kommt es während einer Behandlung mit Medikamenten, die eine Bluteindickung verhindern sollen, zu Blutungen im Wirbelkanal, die wiederum Rückenschmerzen und Ausfälle der Nervenfunktion zur Folge haben können.

Rückenschmerzen können überdies von den Bändern, den kleinen Wirbelgelenken, den sehnigen Ansätzen der Muskulatur und von den Gelenkkapseln ausgehen und sind häufig dann die Schmerzursache, wenn bereits eine Bandscheibenoperation stattgefunden hat.

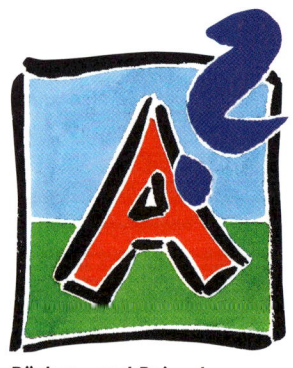

Rücken- und Beinschmerzen können sehr unterschiedliche Ursachen haben. Falls die Schmerzen längere Zeit anhalten, sollten Sie nicht nur zu Schmerzmitteln greifen, sondern zum Arzt gehen.

Wenn Kinder und Jugendliche unter Kreuzschmerzen leiden, müssen die Eltern sie unbedingt dem Arzt vorstellen, damit er rechtzeitig mit einer eventuell nötigen Behandlung beginnen kann. Neben Haltungsschäden sind Wirbelsäulenverkrümmungen mögliche Ursachen. Nur in Ausnahmefällen liegt bei Kindern und Jugendlichen den Schmerzen ein Bandscheibenvorfall zugrunde.

Bei Frauen schließlich treten Kreuzschmerzen oft während der Monatsblutungen auf, bei Frauenerkrankungen und in der Schwangerschaft.

Außer den genannten relativ häufigen Ursachen gibt es noch andere. Deshalb ist es nicht nur ratsam, sondern unbedingt notwendig, daß Sie bei allen hartnäckigen Kreuzschmerzen, die längere Zeit andauern, den Arzt aufsuchen.

Wenn Sie Kinder haben, achten Sie auf eine gute Haltung und darauf, daß sie sich viel bewegen. Bei jedem Verdacht auf Wirbelsäulenbesonderheiten, bei schlechter Körperhaltung und auf alle Fälle bei Schmerzen sollten Sie mit Ihrem Kind zum Orthopäden gehen, denn je früher ein Problem entdeckt wird, um so eher kann etwas dagegen getan werden.

Wenn der Wirbelkanal verengt ist

Zu den häufigen Ursachen für Rückenschmerzen, die nicht auf Bandscheibenprobleme zurückzuführen sind, gehören angeborene oder erworbene Wirbelsäulenveränderungen. Dazu gehört die Verengung des Wirbelkanals, die sogenannte Wirbelkanalstenose. Durch Gewebeveränderungen, auch durch Narbengewebe nach Operationen, Wirbelfehlbildungen und andere Ursachen wird der Raum im Wirbelkanal verringert. Dadurch kommt es bei Bewegung zu einem allgemeinen Druck auf die Nervenfasern. Die Folge sind schmerzhafte Mißempfindungen und krampfartige Schmerzen in den Beinen. Beim Bergabgehen verstärken sich die Schmerzen, in Ruhe verschwinden sie durch ein leichtes Rumpfvorbeugen wieder.

Ob eine Wirbelkanalstenose vorliegt, stellt der Arzt mit Hilfe der gleichen Untersuchungsmethoden wie bei der Bandscheibenuntersuchung fest (siehe Seite 28/29).

Wenn die Seele Einfluß nimmt

Psychische Ursachen **Nicht in jedem Fall kann der Arzt eine körperliche Ursache feststellen, wenn der Patient ihm über Schmerzen im Bereich der Wirbelsäule berichtet. Meist liegen dann die Ursachen im seelischen Bereich.**

Wenn Sie unter Rückenschmerzen leiden und in einer schlechten psychischen Verfassung sind, dem Arzt aber nichts darüber erzählen, so könnte er die Schmerzen auf eine eventuell vorhandene geringfügige Bandscheibenvorwölbung zurückführen und eine entsprechende Behandlung durchführen, die gar nicht nötig wäre, wenn Sie offen über Ihre Probleme gesprochen hätten.

Nicht selten klagen Menschen, die beruflich sehr angespannt sind und sehr diszipliniert arbeiten, über Rückenschmerzen. Bei anderen treten die Beschwerden in Zeiten der Sorge oder der Trauer auf, bei Frauen auch häufig in den Wechseljahren.

Dadurch, daß sie nach außen hin „Haltung bewahren" müssen, während ihnen der innere Halt fehlt, entsteht ein Ungleichgewicht, eine schwer ausgleichbare Spannung. Eigentlich möchte man sich gern „hängenlassen", doch muß man sich „zusammenreißen" und aufrichten, und dann könnte es sein, daß man seine Rückenmuskulatur krampfhaft anspannt. Die Folge sind Verspannungen, Muskelverhärtungen und Schmerzen in der Hals- und Lendenwirbelsäule.

Diese Möglichkeit, daß psychische Ursachen vorliegen, muß der Arzt immer berücksichtigen. Doch gerade in einem solchen Fall ist es wichtig, daß Sie selbst darüber nachdenken, ob bei Ihnen nicht ein solcher Grund vorliegt. Wenn ja, sollten Sie ganz offen mit Ihrem Arzt darüber reden. Dies ist deshalb so wichtig, weil sonst unter Umständen eine falsche Behandlung stattfinden kann. Der Arzt wird aber immer zuerst eine organische Schmerzursache ausschließen.

Wenn die Schmerzen zermürben

Umgekehrt kommt es auch vor, daß die monate- oder jahrelang andauernden Schmerzen durch einen Bandscheibenvorfall einen Patienten psychisch zermürben. Er wird dann zunehmend depressiv, reagiert gleichgültig und resigniert leicht. Zu den ständigen Schmerzen treten ganz reale Ängste um die soziale Sicherheit bei Älteren und Befürchtungen von Jüngeren, beruflich und privat ins Hintertreffen zu geraten, die den seelischen Zustand des Patienten weiter schlecht beeinflussen. Daher ist es sehr erfreulich, daß man immer wieder beobachten kann, wie solche Konfliktzustände nach einer erfolgreichen Bandscheibenoperation schnell verschwinden.

Christiane B., 45 Jahre, litt unter Rückenschmerzen

Ich bin Prokuristin in einem mittelständischen Unternehmen und habe viel Verantwortung zu tragen. Mein Arbeitstag beträgt häufig zwölf Stunden und mehr, so daß ich zu Freizeitaktivitäten wie Sporttreiben weder Zeit noch Lust hatte. Als dann die Firma in Schwierigkeiten geriet, weil ein großer Auftrag platzte, fingen bei mir plötzlich fast unerträgliche Rückenschmerzen an. Da ich wußte, wie schlecht Bewegungsarmut für den Rücken ist, begann ich mit einem harten Fitneßtraining, was meine Schmerzen allerdings nur noch verstärkte.

Schließlich entschloß ich mich, zum Arzt zu gehen, der einen Bandscheibenschaden ausschließen konnte. Da er sehr freundlich war und mir mit seiner geduldigen Art Vertrauen einflößte, erzählte ich ihm von den Problemen in der Firma und den Sorgen, die ich mir wegen der Rückenschmerzen machte. Er verordnete mir daraufhin leichte Gymnastikübungen sowie tägliche Spaziergänge und Entspannungsübungen. Dies und die Gewißheit, daß bei mir kein körperlicher Schaden vorlag, brachten die Rückenschmerzen nach einiger Zeit wieder zum Verschwinden.

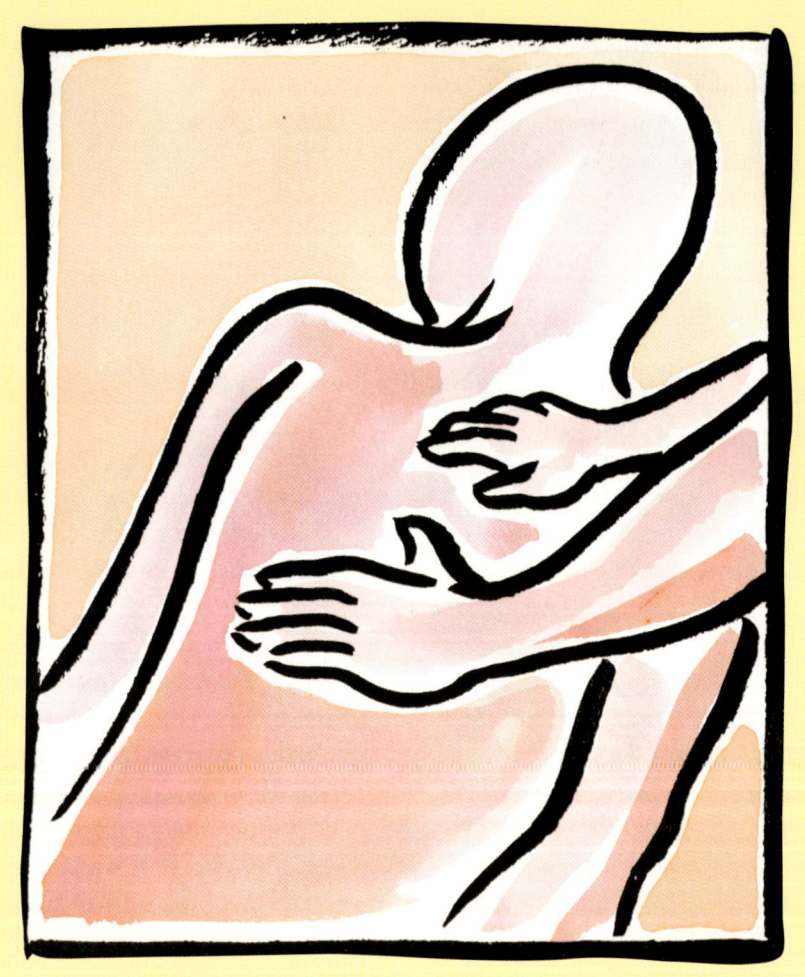

Welche Behandlung kommt in Frage?

Es gibt zwei grundsätzliche Behandlungsmöglichkeiten: die konservative und die operative Behandlung. Wenn Ihr Arzt eine konservative Behandlung vorschlägt, hat er wiederum viele unterschiedliche Therapiemöglichkeiten, wovon er die für Sie richtige auswählt. Steht eine Operation bevor, so wird er Sie ebenfalls über die für Sie aussichtsreichste Methode unterrichten. Die wesentlichen Therapien werden Ihnen auf den folgenden Seiten vorgestellt. Außerdem erfahren Sie in diesem Kapitel, wie die Behandlung nach einer Operation weitergeht und wie Sie sich am besten verhalten, wenn die Heilung auf Dauer erfolgreich bleiben soll.

Behandlung ohne Operation

Konservative Therapien **Es gibt immer mehr Patienten mit Kreuz- und Beinschmerzen, und dazu passend sind die Empfehlungen zur Behandlung dieser Schmerzen fast unübersichtlich zahlreich geworden. Daher werden hier nur die wichtigsten Therapien vorgestellt.**

Häufig wird Ihr Arzt auch mehrere Behandlungsmöglichkeiten miteinander kombinieren. Dabei gilt grundsätzlich, daß die einzelnen Methoden sich harmonisch ergänzen und nicht etwa einander entgegenwirken sollen.

Wichtig ist auch die richtige Reihenfolge der Behandlungsmethoden – wenn Sie so heftige Schmerzen haben, daß Sie sich so gut wie überhaupt nicht bewegen können, sind dieselben krankengymnastischen Übungsbehandlungen vollkommen sinnlos, die später, wenn Ihre akuten Schmerzen verschwunden sind und Sie sich wieder besser bewegen können, einen wesentlichen Einfluß auf die Besserung haben können.

Oft wissen Sie als Patient oder Patientin selbst am besten, wie Sie sich verhalten müssen, um Ihre Schmerzen bestmöglich zu erleichtern. Teilen Sie das auf alle Fälle Ihrem Arzt mit, denn dann kann er es in seinem Behandlungsplan berücksichtigen.

Zunächst erfahren Sie nun Näheres über die sogenannten konservativen Behandlungsmethoden. Darunter versteht der Mediziner eine Behandlung unter Schonung und Erhaltung des erkrankten Körperteils – im Gegensatz zur operativen Behandlung, also einer Behandlung durch einen chirurgischen Eingriff.

Am Anfang jeder Behandlung steht die Diagnose. Diese stellt der Arzt. Vergessen Sie nicht: Nicht jeder Kreuzschmerz und nicht jeder Beinschmerz entsteht durch eine Bandscheibenerkrankung!

Die Allgemeinbehandlung

Wenn die Beschwerden erstmals auftreten oder nicht so schwer sind, versucht man zunächst mit einer Allgemeinbehandlung auszukommen. Dabei ist bei örtlichen Schmerzen die Bettruhe auf einer ausreichend festen Unterlage das erste Mittel. Durch eine sogenannte Stufenbettlagerung kann man die gereizten Nervenwurzeln entlasten; nicht alle Patienten aber empfinden sie als angenehm.

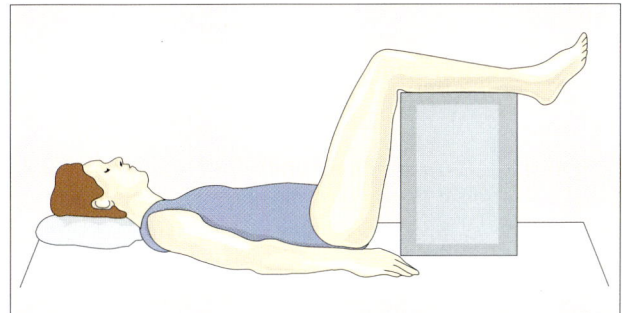

So sieht die Stufenbett-lagerung aus, die die Lendenwirbelsäule und damit die gereizten Nerven-wurzeln entlastet. Vorsicht bei Venenerkrankungen der Beine (Thrombose)!

Die durch die Schmerzen hervorgerufene Fehlhaltung verursacht weitere Schmerzen an den Muskel- und Sehnenansätzen. Hier verordnet der Arzt in der Regel entzündungshemmende Medikamente (Antiphlogistika) mit gleichzeitiger schmerzstillender Komponente (Analgetika) in Verbindung mit sogenannten neurotropen Vitaminen und muskelentspannenden Mitteln, die einen raschen Rückgang der Schmerzen bewirken sollen.

Außerdem wird der Arzt nach Eiterherden suchen. Solche oft verborgenen Herde, beispielsweise bei Zähnen, können nämlich Kreuzschmerzen auslösen und unterhalten. Falls ein solcher Eiterherd vorliegt, kann man ihn ausschalten, also zum Beispiel eine Zahnbehandlung durchführen lassen. Nicht selten hat eine solche Maßnahme überraschend viel und schnell Erfolg.

Schnelle Hilfe durch die Spritze

Wenn der Arzt direkt an der betroffenen Stelle entzündungshemmende und entquellende Medikamente mit schmerzstillenden oder schmerzhemmenden Zusätzen spritzt, erreicht er damit, daß die Schmerzleitung der gereizten Nerven und Nervenwurzeln unterbrochen wird. Weil solche Injektionen sehr schnell wirken, setzt der Arzt sie meist zu Beginn der Behandlung ein.

Auch nach einer Operation werden erprobte Behandlungsmethoden durch Injektionen angewendet, um nach dem Eingriff auftretende Schmerzen zu lindern. Dies sind Verfahren, die vom behandelnden Arzt besondere Erfahrung und Übung erfordern.

Eine besondere Form der Injektionstherapie ist die Chemonukleolyse, das heißt, die Auflösung der erkrankten Bandscheibe durch eingespritzte Enzyme. Darüber erfahren Sie mehr auf Seite 45).

Auch die Bestrahlung mit einer Rotlichtlampe kann die Schmerzen lindern. Allerdings müssen Sie vorsichtig sein und die schmerzende Körperpartie vor dem Beginn der Behandlung mit einem feuchten Tuch abdecken, damit Sie die Therapie gut vertragen.

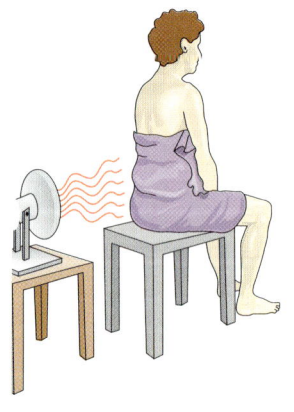

Lindernde Wärme – wohltuende Kälte

Örtliche Wärmeanwendungen bringen Linderung, vor allem wenn man sie gleich zu Beginn der Schmerzen durchführt. Sie müssen dabei jedoch immer bedenken, daß die Wärme Ihre Schmerzen auch verstärken kann – die Wirkung ist von Mensch zu Mensch unterschiedlich, und sie muß immer geprüft werden, bevor die Behandlungsmaßnahmen eingeleitet werden dürfen.

Zu den am häufigsten angewendeten Arten der Wärmetherapie gehören heiße Rollen, Heißluftkasten, Fangopackungen und Bäder. Durch die Wärme wird die Durchblutung gefördert, und das kann die Schmerzen verringern. Diese einfachen Behandlungsvorschläge sind sehr beliebt, und Sie können sie nach Rücksprache mit Ihrem Arzt auch zu Hause durchführen.

Ebenso wie Wärme kann auch Kälte zu einer besseren Durchblutung und damit zu Schmerzlinderung führen. Doch für die Kälte gilt das gleiche wie für die Wärme – nicht jeder reagiert darauf positiv; bei manchen Menschen kann die Kälte die Schmerzen auch verstärken. Daher muß auch vor einer Kältetherapie die individuelle Wirkung geprüft werden.

Wasser hilft heilen

Eine Bäderbehandlung, vor allem im Thermalbad, wirkt sehr intensiv auf den gesamten menschlichen Körper und den Kreislauf, so daß sie nur nach einer gründlichen Untersuchung vom Arzt verordnet wird. Unproblematischer und einfach zu Hause durchzuführen sind dagegen Bäder in der Badewanne, zum Beispiel mit Fichtennadel-Badezusatz. Auch sie führen zu einer Verbesserung der Durchblutung.

Eine schmerzlindernde Wirkung wird durch das sogenannte Stangerbad angestrebt. Dabei wird ein leichter elektrischer Strom durch das Wasser geleitet. Es kommt zu einer Förderung der Durchblutung, und die Reizschwelle für Schmerzen wird erhöht. Das Stangerbad wird in einer entsprechenden Praxis von Fachleuten durchgeführt.

Auch Elektrizität kann heilsam wirken

Das Stangerbad kann man sowohl zur Wasser- als auch zur Elektrotherapie rechnen. Andere Anwendungsformen der Elektrotherapie sind Galvanisation, Interferenzstrom und Kurzwellendurchflutung, die ebenso wie die Ultraschalltherapie auf den gleichen Wirkungsprinzipien beruhen: Im Körper wird Wärme erzeugt, dadurch die Durchblutung verbessert und die Muskulatur entspannt.

Eine Sonderstellung innerhalb der Elektrotherapie nimmt die Impulsstrombehandlung ein. Sie wird nur dann angewendet, wenn Muskeln gelähmt sind.

Schmerzen können auch durch die transkutane (durch die Haut) elektrische Nervenstimulation (TENS) gelindert werden. Die Haut wird nicht schmerzhaft über kleine, batteriegespeiste Geräte gereizt, was die Weiterleitung schmerzhafter Signale blockiert. Diese Methode ist einfach anwendbar, ohne Nebenwirkungen und ohne negativen Gewöhnungseffekt; nur Patienten mit Herzschrittmachern oder elektrisch betriebenen Prothesen dürfen diese Methode nicht anwenden. Wenn bei chronischen Schmerzen alle anderen Mittel versagen, bringt die elektrische Hinterstrangreizung über implantierte Elektroden (PISCES) meist noch gute Resultate. Die Elektroden werden operativ in den Wirbelkanal eingeführt, ein Sender-Empfänger-System, das die Elektroden reizt, wird unter die Bauchhaut implantiert.

Massage – Entspannung durch kundige Hände

Bei der allgemeinen Behandlung von Rückenschmerzen spielt die Massage eine wichtige Rolle.

Sie haben es bestimmt selbst schon einmal erlebt – oft reibt, drückt oder massiert man schmerzende Körperstellen selbst, ohne zuvor darüber nachzudenken. In einfachen Fällen bringt diese „quasi automatische" Selbsthilfe schon Erleichterung, wie Sie es vielleicht kennen, falls Sie bei heftigen Kopfschmerzen Ihre Schläfen gerieben haben.

Bei hartnäckigeren Schmerzen begeben Sie sich in die Hände der Fachfrau oder des Fachmanns, des Masseurs. Diese versuchen, Ihre Schmerzen durch die gezielte Auswahl und Anwendung von unterschiedlichen Techniken zu lindern.

Das Ziel der Massagebehandlung ist es, über eine verbesserte Durchblutung einen günstigen Stoffwechselzustand der Muskeln herbeizuführen, damit Verspannungen nachlassen. Wichtige Massageformen sind die Muskel-, die Reflexzonen- und die Bindegewebsmassage.

Eine besonders günstige Massageform ist die Unterwasserstrahlmassage, die sich sehr gut dafür eignet, mit medikamentöser Unterstützung Schmerzen zu bessern. Der Vorteil dieser Methode ist, daß sich Ihr Körper im warmen Wasser leichter entspannen kann. Das schafft gute Voraussetzungen dafür, daß sich Muskelverspannungen lösen können.

Wenn die Schmerzzustände allerdings sehr heftig sind, ist mit Massage nichts auszurichten, ja sie kann sogar undurchführbar werden. Das ist dann der Fall, wenn Ihre Muskulatur jeden Berührungsreiz nur mit noch stärkerer Verspannung beantwortet. Auch ein erkranktes Gelenk kann sich durch vermehrte Muskelspannung schützen und sperrt sich dadurch vor schmerzhafter Bewegung.

Bei der klassischen Massage werden fünf unterschiedliche Griffe hintereinander durchgeführt: Streichungen, Knetungen, Reibungen, Klopfen und Klatschen sowie Schwingungen. Alle zusammen haben das Ziel, verspannte Muskeln zu lockern, geschmeidiger zu machen und für eine verbesserte Durchblutung von Haut und Geweben zu sorgen.

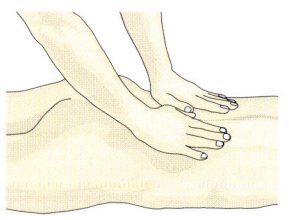

Streichungen

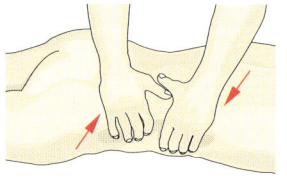

Knetungen

Wenn der Arzt bei Ihnen allerdings einen Bandscheibenvorfall diagnostiziert hat, der mit Beinschmerzen verbunden ist, dürfen Sie unter gar keinen Umständen Massagen mehr durchführen lassen!

Krankengymnastik – Bewegung mit Anleitung

Wenn Sie Krankengymnastik machen, wählt die Fachfrau oder der Fachmann speziell für Sie bestimmte Übungen aus, die auf Ihre Krankheit abgestimmt sind. Gezielte Übungen verbessern die Durchblutung, beseitigen Verspannungen und führen zu einer Kräftigung Ihrer Muskulatur. Das Ziel des Muskeltrainings ist es, Ihre Muskulatur für die Anforderungen des täglichen Lebens leistungsfähiger zu machen. Zu Übungen aus entlastender Stellung kommen Übungen in Belastung, Haltungs- und Bewegungsschulung.

Geben Sie Ihrem Therapeuten sofort Bescheid, wenn während der Übungen plötzlich Schmerzen auftreten sollten, denn die krankengymnastische Behandlung darf keine Schmerzen verursachen!

Übungen mit Auftrieb – das Bewegungsbad

Das Bewegungsbad unterstützt die krankengymnastische Behandlung vorteilhaft, da Bewegungen, die gegen den Widerstand des Wassers durchgeführt werden, die Muskulatur kräftigen. Gleichzeitig wird das Zusammenspiel der Muskeln gefördert.

Durch die Auftriebskraft des Wassers ist die Wirbelsäule entlastet; das ermöglicht in manchen Fällen schmerzarmes Üben im Stehen und Gehen. Außerdem kann so das Gefühl für die richtige Haltung und ihre Kontrolle leichter erlernt werden. Darüber hinaus begünstigt die Auftriebskraft auch noch leicht bewegungsfördernde Übungen, falls dies für die Therapie wünschenswert ist.

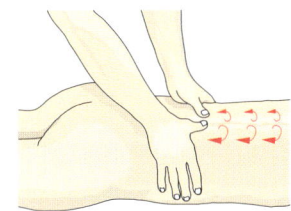

Reibungen

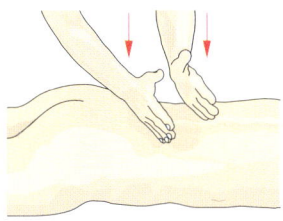

Klopfen und Klatschen

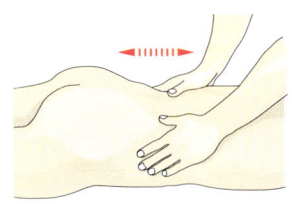

Schwingungen

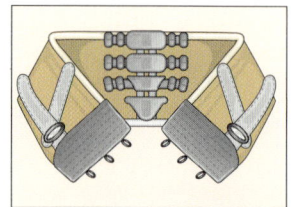

Bandage für die Lendenwirbelsäule

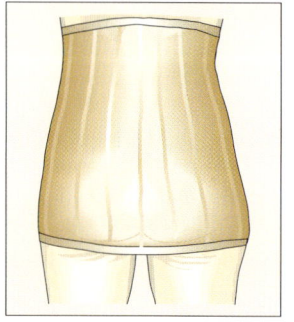

Mieder

Halt von außen – orthopädische Rumpfstützen

Rumpfstützen, die entweder starr als Korsett, elastisch als Mieder oder als Zwischenform angefertigt werden, sind wesentliche Bestandteile der Behandlung von bandscheibenbedingten Schmerzen im Bereich der Lendenwirbelsäule. Durch diese Hilfsmittel wird die Wirbelsäule ruhiggestellt, sie helfen schmerzhafte Bewegungen zu verhindern, oder sie sollen die Wirbelsäulenstellung korrigieren und dadurch unter anderem den Bandscheibeninnendruck senken sowie die Nervenwurzel entlasten.

Rumpfstützen sind ebenso wie krankengymnastische Übungen für die Behandlung akuter Schmerzen wenig geeignet. Im Zusammenwirken mit einer aktiven Stabilisierung durch Krankengymnastik nützen sie vor allem bei der Vorbeugung von Erkrankungen im Bereich der Lendenwirbelsäule und bei der Wiederherstellung nach einer solchen Krankheit. Außerdem versucht man damit die Auswirkungen einer Instabilität der Wirbelsäule nach einer Bandscheibenoperation zu begrenzen.

Es ist die Aufgabe des Orthopäden, Ihnen bei Bedarf eine solche Rumpfstütze zu verordnen. Nur er kann feststellen, ob dies tatsächlich eine für Sie geeignete Behandlungsmethode ist, denn es gibt auch Gründe, die eine Anwendung verbieten.

Die Streckung – Entlastung gereizter Nerven

Indem der Körper gestreckt wird, versucht man, gereizte oder geschädigte Nervenwurzeln zu entlasten. Dies funktioniert aber nur, wenn die entsprechenden Streckvorrichtungen vorhanden sind. Die Zugkraft muß unterschiedlich dosierbar sein, außerdem muß die Möglichkeit bestehen, die Körperstellung des Patienten zu verändern.

Neben speziellen Geräten wie dem Schlingentisch und Streckbandagen verschiedener Machart führen bestimmte Lagerungen, beispielsweise die Stufenbettlagerung (siehe die Abbildung auf Seite 37), und zahlreiche krankengymnastische Übungen zu der gewünschten Streckwirkung auf die Lendenwirbelsäule. Ihr Arzt wird auch in diesem Fall eventuelle Gegenanzeigen (zum Beispiel nach einer Bandscheibenoperation) genau beachten. Verordnet er eine solche Behandlung, wird sie durch Wärmeanwendung, zum Beispiel eine Fangopackung, vorbereitet.

Alle Behandlungsmethoden mit Rumpfstützen und Streckmethoden müssen ausschließlich von Ärzten verordnet und überwacht werden. Durchgeführt werden sie entweder vom Arzt selbst oder von entsprechend ausgebildeten Fachleuten.

Chirotherapie – der geschickte Handgriff

Wenn Sie unter wirbelsäulenbedingten Schmerzen leiden, kann es sein, daß Ihnen Ihr Arzt auch die Chirotherapie empfiehlt. Unter diesem Begriff faßt man diagnostische und therapeutische Handgrifftechniken zusammen, die man vereinfacht ausgedrückt als „Einrenken" bezeichnet. Solche Behandlungen werden aber nur nach einer gründlichen Untersuchung vorgenommen, und zwar nur von Ärzten, die hierfür eine Spezialausbildung haben. Auf keinen Fall erlaubt sind chirotherapeutische Anwendungen, wenn man einen Bandscheibenvorfall vermutet oder wenn wegen eines Bandscheibenvorfalls operiert worden ist.

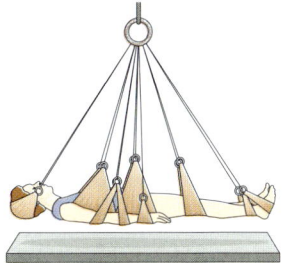

Im Schlingenbett können Sie fast „schwerelos" aufgehängt werden.

Akupunktur – Behandlung mit Nadeln

Das jahrtausendealte chinesische Heilverfahren Akupunktur wird heute auch bei uns vielfach als Therapie angewendet. Diese Methode, bei der an bestimmten Punkten am Körper mit Nadeln eingestochen wird oder – bei der Elektroakupunktur – diese Punkte elektrisch gereizt werden, soll die Energieströmungen im Körper harmonisieren. Diese Behandlung sollte nur von dazu ausgebildeten Ärzten durchgeführt werden.

Nicht offene Operationsverfahren

Absaugverfahren und Chemonukleolyse **Neben offenen gibt es geschlossene Operationsverfahren zur Behandlung eines Bandscheibenvorfalls – aber nur für bestimmte Patienten unter bestimmten Umständen. Es handelt sich dabei um die auch unter der Bezeichnung „Absaugmethode" bekannte perkutane lumbale Nukleotomie (PLN) und um die Chemonukleolyse, das heißt die Auflösung der erkrankten Bandscheibe durch Enzyme.**

Ein kleiner Eingriff mit großer Wirkung

Zur Durchführung der PLN ist der Arzt auf Ihre Mithilfe angewiesen, daher erfolgt der Eingriff in lokaler (örtlicher) Betäubung. In Seitenlage wird unter einem bestimmten Winkel ein röhrenförmiges Instrument durch die Haut (perkutan) an die Bandscheibe herangeführt und eine Hohlnadel in die Mitte der Bandscheibe gelegt. Unter Bildwandlerkontrolle kann der Arzt nunmehr die Lage der in die krankhaft veränderte Bandscheibe eingeführten Nadel kontrollieren, über sie Kontrastmittel eingeben (Diskographie), um auszuschließen, daß Bandscheibenstücke (Sequester) frei in den Wirbelkanal abgestoßen sind.

Ist das der Fall, muß offen in Vollnarkose operiert werden. Verschiedene Vorgehensweisen (Methoden) stehen zur Verfügung. Allen gemeinsam ist das Ziel: Durch Volumenverkleinerung der kranken Bandscheibe deren Innendruck zu senken und somit die gereizte Nervenwurzel zu entlasten. Das kann auch durch Ein-

Wenn man alle Einschränkungen und Gegenanzeigen beachtet, kann die perkutane lumbale Nukleotomie (PLN oder volkstümlich Absaugmethode) eine herkömmliche offene Operation überflüssig machen. Der Eingriff hat den Vorteil, daß er weniger belastend ist. Frei von Komplikationen ist jedoch auch diese Methode nicht; Ihr Arzt wird Sie darauf hinweisen.

satz verschiedener Lasersysteme geschehen, ein derzeit jedoch noch nicht allgemein eingeführtes Verfahren. Eine endoskopische Kontrolle der Vorgehensweise in der Bandscheibe ist möglich.

Bei welchen Patienten kommt diese Methode nun in Betracht? Die klassische Indikation für die perkutane lumbale Nukleotomie ist der gedeckte, nicht in den Wirbelkanal ausgestoßene Bandscheibenvorfall oder die Bandscheibenvorwölbung auf der Seite, wo Krankheitszeichen wie einseitiger, dem Versorgungsgebiet einer Nervenwurzel zugeordneter Beinschmerz bestehen.

Voraussetzung zur Durchführung eines solchen Eingriffs ist, daß alle konservativen Behandlungsmethoden (siehe Seite 36 bis 43) über einen angemessenen Zeitraum hinweg erfolglos geblieben sind. In den Wirbelkanal abgestoßene und die Wirbelränder überragende Bandscheibenvorfälle, Lähmungserscheinungen, entzündliche Erkrankungen, erhebliche degenerative Veränderungen mit durch Knochen verursachtem Druck auf die Nervenwurzeln (Wirbelkanalstenose, siehe Seite 31) sowie vorausgegangene Wirbelsäulen- und Bandscheibenoperationen verbieten den Eingriff.

Enzyme aus der Papaya-Frucht

Bei der teilweisen Auflösung des erkrankten Gallertkerns der Bandscheibe durch Enzyme, der Chemonukleose, wird Chymopapain, ein aus der Papaya-Frucht gewonnenes Enzym, in die Bandscheibe gespritzt. Dies bewirkt, daß das Volumen der vorgewölbten Bandscheibenteile vermindert und die Nervenwurzel dadurch von Druck entlastet wird. Die Voraussetzungen für ihre Durchführung sind die gleichen wie für die perkutane Nukleotomie.

Dieses Verfahren ist heute weitgehend aufgegeben worden.

Die Chemonukleolyse darf bei jedem Patienten nur einmal durchgeführt werden; wenn bekannt ist, daß Sie auf die Papaya-Frucht überempfindlich reagieren, muß der Eingriff von vornherein unterbleiben.

Was vor der Operation besprochen wird

Aufklärungs-gespräch **Der Arzt stellt aufgrund der vorliegenden Befunde fest, ob eine Operation notwendig oder zumindest sinnvoll ist. Ob tatsächlich operiert wird, müssen aber Sie als Patient entscheiden.**

Sie müssen deshalb wissen, welche Operation vorgesehen ist und welche Belastungen und Risiken sie mit sich bringen kann. Dazu dient das Gespräch zwischen Arzt (Operateur) und Patient. Es schafft die Grundlage für ein Vertrauensverhältnis zwischen Ihnen und Ihrem Therapeuten. Sein Ziel ist es einerseits, Ihre Hoffnung zu stärken, daß die beabsichtigte operative Behandlung erfolgreich sein wird, andererseits soll es Sie auch nicht darüber im unklaren lassen, daß der Arzt keine Wunder bewirken und die ins Auge gefaßte Operation erfolglos bleiben kann.

Falls besondere Risiken im Zusammenhang mit der geplanten Operation vorliegen, muß der Arzt darauf hinweisen und mögliche Komplikationen und deren Auswirkungen mit Ihnen erörtern.

Der Arzt muß seiner Aufklärungspflicht einfühlsam nachkommen. Er wird Ihnen erläutern, welche Art der konkreten operativen Behandlung geplant ist (siehe dazu auch Seite 50 bis 53), welche Tragweite der Eingriff haben kann und ob es statt der vorgesehenen Operation eine andere, gleichwertige Behandlungsmethode gibt.

Welches Ziel wird mit der Operation verfolgt?

Das Ziel der Operation ist es, die Beinschmerzen zu beseitigen. Der Erfolg dieser Therapie kann jedoch dadurch begrenzt werden, daß nicht die Ursachen, sondern die Folgen der Bandscheibenerkrankung behandelt werden, daß also die Grundkrankheit weiter besteht. Einen hundertprozentigen Behandlungserfolg gibt es daher kaum.

Welche Risiken gibt es?

Das Risiko einer Operation der Bandscheiben wird in der Regel oft überschätzt: Die Operation ist kein bedrohlicher Eingriff.

Im Zusammenhang mit der Operation können allerdings Komplikationen auftreten, die, weil sie bekannt sind, in der Regel erfolgreich behandelt werden können. Dazu gehören Venenentzündungen, Embolien, Nachblutungen, oberflächliche und tiefe Störungen der Wundheilung, Entzündungen der Restbandscheiben und der Wirbelkörper im operierten Gebiet, selten während der Operation auftretende Nervenfaser- und Nervenwurzelschädigungen mit möglichen Teillähmungen, Verletzungen der harten Rückenmarkshaut mit Austritt von Nervenwasser und Ausbildung einer Fistel sowie Gefäßverletzungen im Bauchraum.

Selten kommt es nach einer Operation vor, daß sich Bandscheibenreste im Zwischenwirbelraum und die angrenzenden Wirbelkörper entzünden. Heftige örtliche Schmerzen in Verbindung mit den Anzeichen einer allgemeinen Infektion, wie Fieber und Abgeschlagenheit, können auf diese Komplikation hinweisen. Wenn Sie jedoch in einem solchen Fall konsequent die von Ihrem Arzt verschriebene Liegebehandlung, unterstützt durch Medikamente, durchführen, werden Sie in der Regel damit eine völlige Heilung und Schmerzfreiheit erreichen.

Querschnittsartige Lähmungen nach einer Bandscheibenoperation kommen praktisch nicht vor. Allerdings besteht die Möglichkeit, daß auch nach einer Bandscheibenoperation ein erneuter Bandscheibenvorfall auftreten kann oder daß sich Narben bilden, die Schmerzen hervorrufen. Auch darauf wird Sie Ihr Arzt hinweisen.

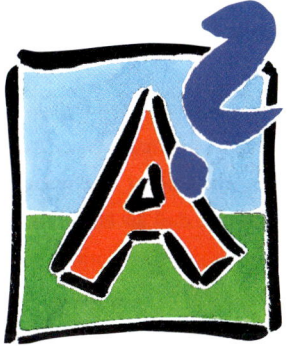

Mit den Kenntnissen, die Sie diesem Ratgeber entnehmen können, werden Sie sicher in der Lage sein, die Tragweite Ihres Entschlusses zu erfassen, wenn Sie dem Ratschlag des Arztes, sich operieren zu lassen, zugestimmt haben. Das gleiche gilt für Eingriffe wie die perkutane Nukleotomie oder die Chemonukleose (siehe Seite 44/45).

Was geschieht bei der Operation?

**Offene opera-
tive Behandlung** **Eine Operation wird der Arzt
Ihnen im allgemeinen nur
dann vorschlagen, wenn die Diagnose gesichert ist, andere Behandlungsmethoden erfolglos geblieben sind oder wenn der Bandscheibenvorfall die Ursache für Lähmungserscheinungen ist und Sie keine andersartigen
Erkrankungen haben, die Sie gefährden.**

Wann wird operiert?

Aus welchen Gründen auch immer eine Operation notwendig ist – vergessen Sie nie, daß ihr Erfolg nicht nur vom Können des Chirurgen abhängt, sondern ganz wesentlich von Ihnen selbst, von Ihrer Verhaltensweise und von Ihrer Bereitschaft zur aktiven Mitarbeit bei der Nachbehandlung. Was dabei alles auf Sie zukommt, erfahren Sie ab Seite 56.

Wenn bei einem Bandscheibenvorfall die Gefahr besteht, daß er schwerwiegende Gesundheitsstörungen (z. B. Blasen- und Mastdarmlähmungen) hervorruft oder diese bereits eingetreten sind, muß sofort operiert werden. Nur dann darf der Arzt Vorerkrankungen, die die Operation zu einem besonderen Risiko machen, außer acht lassen. Allerdings kommen querschnittsähnliche Lähmungen nur sehr selten als Komplikation eines Bandscheibenvorfalls im LWS-Bereich vor.

Normalerweise wird – wenn nicht die obengenannten Voraussetzungen für einen sofortigen Eingriff vorliegen – für den Zeitpunkt einer Operation ausschlaggebend sein, wie schwer und ausgedehnt die Schmerzen sind, unter denen Sie leiden. Voraussetzung ist auf alle Fälle, daß Sie bereits eine erfolglose konservative Behandlung hinter sich haben, die möglichst unter stationären Bedingungen durchgeführt wurde. Wenn die Schmerzen allerdings zermürbend sind, wird der Arzt in Ausnahmefällen von diesem Grundsatz abweichen.

Ihr Arzt wird die Notwendigkeit einer Operation im-

mer gewissenhaft überprüfen und enge Grenzen setzen. Leichtere Störungen der Gefühlsempfindung oder
ein Verlust von Muskeleigenreflexen sind noch kein
ausreichender Grund für eine Operation.

Vollständige Schädigungen oder unvollständige Störungen der Leitungsfunktion einer oder mehrerer Nervenwurzeln mit Schmerzen, Gefühls- und Beweglich-
keitsverlusten gehören zu den Voraussetzungen, daß
eine Operation notwendig werden kann. Ob sie dringlich wird, ist abhängig von dem Ausmaß und der zeitli-
chen Dauer der Funktionsstörungen der Nerven.

Dringlich wird die Notwendigkeit, innerhalb einer
kurzen Frist zu operieren, wenn Lähmungen akut auftreten, rasch fortschreiten oder sich plötzlich hochgra-
dig bemerkbar machen.

Unter bestimmten Umständen kann Ihr Arzt Ihnen
auch eine Operation zur Wahl stellen. Das wird er dann
tun, wenn Sie wiederholt und ergebnislos konservativ
behandelt worden sind oder wenn Sie infolge chro-
nischer Schmerzen langandauernd arbeitsunfähig geworden und deshalb in eine sozial unsichere Lage geraten sind. Auch wenn Nervenwurzeln in ihrer Funktion
ohne Nachweis eines Bandscheibenvorfalls gestört sind,
aber knöcherne Veränderungen der Lendenwirbelsäule,
die die Weite des Wirbelkanals einengen und die Aus-
trittsöffnungen der Nervenwurzeln verlegen können, erkannt worden sind, wird sich Ihr Arzt mit Ihnen über
eine mögliche Operation verständigen. Da in einem solchen Fall die operativen Maßnahmen ausgedehnter sind
und die Aussichten auf Erfolg geringer als bei einer normalen Bandscheibenoperation, wird sich Ihr Arzt ausführlich mit Ihnen darüber unterhalten und das Für und
Wider abwägen. Mitentscheidend ist Ihre Meinung als
Patient, wie Sie Ihre Schmerzen empfinden und sie in
Beziehung zu Ihrem Leben einordnen.

Denken Sie vor einer nicht unbedingt notwendigen Operation gründlich nach: Wie stehen Sie wirklich zu Ihren Schmerzen, welchen Raum nehmen sie in Ihrem Leben ein, können Sie damit weiterleben oder wollen Sie das nicht mehr? Erst nach Beantwortung dieser Fragen und einem ausführlichen Gespräch mit Ihrem Arzt sollten Sie sich entscheiden.

Wann soll – wann soll nicht operiert werden?

Wenn die Voraussetzungen für eine Operation erfüllt und eventuelle Gründe, die dagegensprechen, berücksichtigt worden sind, sollte operiert werden. Ist jedoch die Diagnose „Bandscheibenvorfall" unklar und bestehen keine Beinschmerzen, so ist vor einer übereilten Entscheidung zur Operation zu warnen.

Zurückhaltung ist auf jeden Fall geboten, wenn Sie übergewichtig sind, wenn Sie „nur" Schmerzen oder unklare Krankheitserscheinungen haben, wenn Sie noch nicht erschöpfend konservativ vorbehandelt worden sind oder auch wenn Sie Mißtrauen gegenüber einer Operation hegen.

Wie Sie bereits auf Seite 32/33 erfahren haben, können Rückenschmerzen durchaus auch psychische Ursachen haben, und in einem solchen Fall würde eine Operation die Probleme nicht lösen.

> Wenn nichts auf einen Bandscheibenvorfall hinweist oder auf einen durch Knochen bedingten Druck auf Nerven und Nervenwurzeln, ist ein operativer Eingriff verboten.

Wie wird operiert?

Sie werden unter Vollnarkose, entweder auf dem Bauch liegend oder in Knie-Ellbogen-Lage operiert. Der Chirurg arbeitet mit Hilfe eines Operationsmikroskops oder einer Lupenbrille und einer starken Lichtquelle.

Je nach Höhe und Seite, an der sich der Bandscheibenvorfall befindet, trennt der Chirurg die Muskeln ein- oder beidseits der Dornfortsätze ab. Die Höhe des Bandscheibenvorfalls markiert er unter Röntgenkontrolle mit einer Nadel und legt einen sparsamen Hautschnitt über den Dornfortsätzen in Körperlängsrichtung oder quer dazu an, legt den Spalt zwischen den Wirbelbögen frei und schneidet das die Wirbelbögen verbindende gelbe Band entweder teilweise aus oder hält es zurück, damit er es später wieder einlegen kann. Durch diese Maßnahmen ist der Wirbelkanal eröffnet, und der Bandscheibenvorfall wird sichtbar.

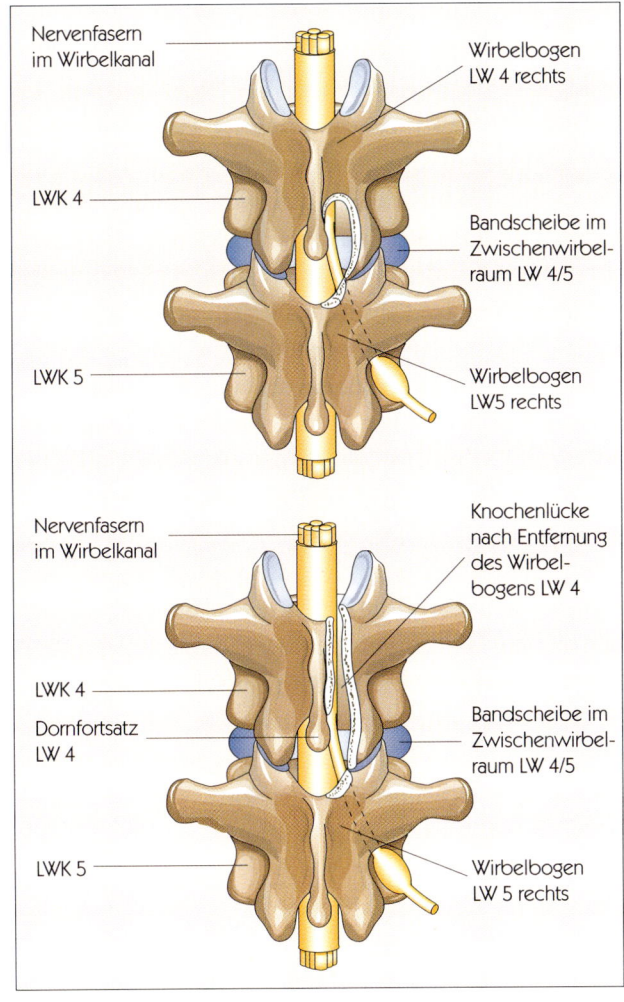

Nervenfasern
im Wirbelkanal

Wirbelbogen
LW 4 rechts

LWK 4

Bandscheibe im
Zwischenwirbel-
raum LW 4/5

LWK 5

Wirbelbogen
LW5 rechts

Nervenfasern
im Wirbelkanal

Knochenlücke
nach Entfernung
des Wirbel-
bogens LW 4

LWK 4

Dornfortsatz
LW 4

Bandscheibe im
Zwischenwirbel-
raum LW 4/5

LWK 5

Wirbelbogen
LW 5 rechts

Oben sehen Sie die schematische Darstellung der Operation „erweiterte Fensterung", nachdem das gelbe Band entfernt ist, unten eine einseitige Wirbelbogenentfernung (Hemilaminektomie), Aufsicht jeweils von hinten. LWK bedeutet „Lenden-wirbel", LWK entsprechend „Lendenwirbelkörper".

Oft ist es erforderlich, Teile des unteren und oberen Wirbelbogens sparsam abzutragen. Man bezeichnet dieses Vorgehen als „erweiterte Fensterung", und es ist die am häufigsten angewendete Methode. Sie hat keine schädlichen Auswirkungen auf die Festigkeit der Wirbelsäule. Die Wirbelgelenke bleiben dabei unversehrt (siehe die Abbildung ganz oben).

Wenn der Wirbelkanal verengt ist

Wenn eine Wirbelkanalstenose vorliegt, also der Wirbelkanal verengt ist, muß durch die Operation eine ausreichende Entlastung der durch Druck geschädigten Nervenfasern und Nervenwurzeln angestrebt werden. Dieses Ziel erreicht der Chirurg, wenn er einen Wirbelhalbbogen einer Seite (Hemilaminektomie, siehe dazu die Abbildung auf Seite 51 unten) oder beider Seiten einschließlich des Dornfortsatzes (Laminektomie) entfernt. Diese Verfahren, vor allem die Laminektomie, können erhebliche Probleme der Wirbelsäulenstabilität nach sich ziehen. Aus diesem Grund muß der Arzt sorgfältig prüfen und abwägen, ob er gleichzeitig oder bei einem späteren Eingriff eine Fusionsoperation durchführen soll.

Normalerweise wird nicht die gesamte Bandscheibe entfernt, sondern nur die Teile davon, die sich abgestoßen haben, die vorgefallen oder sequestriert (siehe Seite 22) sind. Gleichzeitig wird der Chirurg versuchen, auffällig zermürbtes (häufig bei älteren Patienten) und degeneriert-weiches Bandscheibengewebe mitzuentfernen, um die Gefahr zu verringern, daß sich ein Bandscheibenvorfall wiederholt.

Je mehr der Chirurg vom Knochen entfernen muß, desto größer ist die Gefahr einer Instabilität der Wirbelsäule. Daher wird er unter Umständen auch eine sofortige oder spätere Fusionsoperation erwägen.

Künstliche Bandscheiben und Fusionsoperationen

Jede Bandscheibenoperation verstärkt die Instabilität des bereits gestörten Bewegungssegments. Dadurch können zusätzliche Schmerzen entstehen, die leicht chronisch werden.

Oft sind die Ergebnisse einer Operation enttäuschend. Daher hat man sowohl einen Bandscheibenersatz als auch Operationsverfahren entwickelt, die die Instabilität im Bewegungssegment durch dessen Ruhigstellung (Stabilisierung) bewirken sollen.

Ein künstlicher Bandscheibenersatz ist bei den meisten Operationen im Bereich der Lendenwirbelsäule nicht nötig.

Bei diesem Eingriff fügt der Arzt die künstliche Bandscheibe in manchen Fällen ein, um den durch Instabilität verursachten Schmerz zu beseitigen. Ihr Einsatz ist aber nicht ganz unproblematisch.

Der Arzt hat noch eine weitere Möglickeit, die Instabilität zu beseitigen, und zwar mit der bereits erwähnten Fusionsoperation.

Die dadurch erreichte Versteifung eines instabilen Bewegungssegments bietet die Chance, die durch bandscheibenbedingte Lockerung des Bewegungssegments entstandenen Behandlungsprobleme zu lösen, vor allem für die Patienten, die nach einer Bandscheibenoperation nicht beschwerdefrei sind.

Allerdings können auch Fusionsoperationen fehlschlagen oder Komplikationen nach sich ziehen. Deshalb wird ihr Arzt den Nutzen auch dieser Operation sorgfältig abwägen.

Welche Gefahren gibt es?

Das Risiko einer Bandscheibenoperation ist in unserer heutigen Zeit gewöhnlich nicht groß. Das Risiko der für diesen Eingriff erforderlichen Allgemeinnarkose (Vollnarkose) entspricht dem bei allen anderen chirurgischen Eingriffen.

Auf typische Komplikationsmöglichkeiten und Risiken während und nach einer Bandscheibenoperation weist Sie Ihr Arzt vor dem Eingriff hin.

Diese Besprechung ist ein wesentlicher Bestandteil des ärztlichen Aufklärungsgesprächs, das vor jeder Entscheidung für oder gegen eine Operation stattfinden muß (Näheres darüber können Sie auf den Seiten 46 bis 47 nachlesen).

Keine Operation, ja überhaupt keine Behandlung ist völlig risikofrei, und kein Arzt kann Ihnen eine vollkommene Wiederherstellung garantieren. Daher: Informieren Sie sich gründlich, damit Sie als Patient über Ihr Schicksal bestimmen können.

Was passiert nach der Operation?

Postoperative Behandlung **In den ersten Tagen nach einer Bandscheibenoperation können, abhängig von der gewählten Lagerung, Schlaflosigkeit, Neigung zum Schwitzen, Darmblähungen und Herzbeschwerden sowie Schmerzen am Rippenbogenrand auftreten.**

Die Harnblase muß gelegentlich am Operationstag und am ersten Tag danach mit Hilfe eines Katheters entleert werden – häufig einfach deshalb, weil Sie Schwierigkeiten haben könnten, im Liegen Wasser zu lassen. Die Darmtätigkeit normalisiert sich in der Regel zwei bis drei Tage nach der Operation. Schmerzlindernde Mitteln verursachen zusätzlich eine unerwünschte Darmträgheit; deshalb wird Ihr Arzt sie Ihnen nur mit Zurückhaltung verordnen.

In den ersten 20 bis 24 Stunden nach der Operation dürfen Sie nur auf dem Rücken liegen. Damit Nachblutungen vermieden werden, darf nur das Pflegepersonal Ihre Lage verändern.

In der Regel können Sie bereits am ersten Tag nach der Operation aufstehen; die Dauer der Bettruhe kann sich aber auch verlängern, je nachdem, welches Operationsverfahren angewendet wurde. Mit fachlicher Unterstützung und Anleitung werden Sie dann mobilisiert (wieder beweglich gemacht).

Insbesondere in den Tagen unmittelbar nach der Operation und in den folgenden drei bis sechs Wochen sollten Sie gar nicht oder zumindest nur sehr wenig sitzen. Essen können Sie auch im Stehen.

Halten Sie sich nach der Operation, auch wenn es schwerfallen sollte, strikt an die Anweisungen Ihres Arztes, der Krankengymnastinnen oder Krankengymnasten und des Pflegepersonals, damit Sie nicht durch unbedachte Handlungen den Erfolg des Eingriffs gefährden!

Am achten Tag werden die Wundfäden entfernt, sofern die Wunde nicht anderweitig verschlossen wurde und die bereits direkt nach der Operation eingeleiteten krankengymnastischen Übungen verstärkt.

So kommen Sie wieder auf die Beine!

Wie schon erwähnt, ist es wichtig, daß Sie frühzeitig das Bett verlassen. Diese Maßnahme dient nicht nur der Verhinderung von Komplikationen wie Thrombosen und Embolien, sondern soll auch die medizinische Rehabilitation (Wiederherstellung) nach der Operation einleiten.

Sie haben noch Wundschmerzen und außerdem die Angst, etwas falsch zu machen. Dies führt zu Verspannungen, die zunächst gelöst werden müssen. Vertrauen Sie sich daher den Fachleuten an, die durch genaue Anleitung und gezielte Hilfestellung dafür sorgen, daß Ihr Selbstvertrauen gestärkt wird.

Zur Vorbereitung machen Sie erst einmal Entspannungsübungen. Sie beginnen mit einem allgemeinen Kreislauftraining im Liegen, dann hilft Ihnen die Atemtherapie, sich zunehmend zu entspannen. Außerdem erhalten Sie Hinweise darauf, wie Sie Ihre Lage im Bett selbst korrigieren können, ohne Drehbewegungen der Wirbelsäule durchzuführen, die starke und hartnäckige Beschwerden auslösen können.

Auf den nächsten Seiten werden Ihnen ausführlich und Schritt für Schritt zahlreiche Hinweise in Wort und Bild gegeben, wie Ihr Körper nach einer Bandscheibenoperation mit stabilisierter Wirbelsäule so früh wie möglich wieder mobilisiert werden kann. Wenn Sie sich damit bereits vor der Operation vertraut machen, können Sie später die Anweisungen der Krankengymnastin oder des Krankengymnasten besser verstehen und werden schneller zum Erfolg kommen.

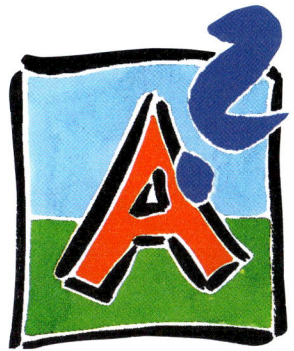

Je besser Sie sich bewegen können, um so eher sollten Sie mit gezielten Übungen beginnen – allerdings immer in Absprache mit Ihrem Arzt.

So werden Sie schnell beweglich

Frühmobili-sation Die folgenden einfachen Übungen dienen der Früh-mobilisation – also Ihrer „Wiederbeweglich-machung" nach einer Bandscheibenoperation.

Übung 1: Stabilisation in der Aufrichtung

Übungsziel: Mit dieser Übung sollen Sie die aufrechte Körperhaltung erlernen.

Ausgangsstellung: Sie liegen entspannt auf dem Rücken. Der Kopf kann durch ein Kissen unterstützt werden. Die Handaußenflächen liegen locker auf der Unterlage.

Mit Unterstützung Ihrer Krankengymnastin oder Ihres Krankengymnasten versuchen Sie folgendes:

Achtung: Sie dürfen bei diesen Übungen kein Hohlkreuz machen! Halten Sie auch nicht die Luft dabei an!

1. Sie schieben Ihr Brustbein nach vorne oben, so daß die Schulterblätter nach hinten unten gezogen werden.
2. Sie neigen das Kinn in Richtung „Halsgrübchen", so daß der Nacken lang wird.
3. Sie drehen die Arme nach außen und drücken die Handrücken gestreckt auf die Unterlage.
4. Sie spreizen die Beine etwas und halten sie nach außen gedreht, die Füße werden hochgezogen.

Schritt 1

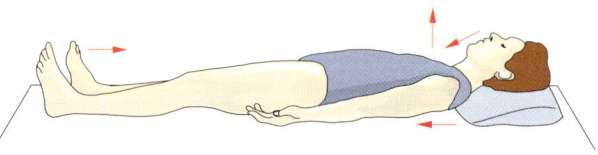

Übung 2: Im Bett rutschen

Übungsziel: Sie sollen lernen, Ihre Lage im Bett selbst zu korrigieren, gerade zu liegen oder näher an den Bettrand zu rutschen.

Ausgangsstellung: Rückenlage, wie bei Übung 1 erklärt. Vor Übungsbeginn sollen Sie sich zuerst stabilisieren.

1. Sie ziehen das erste Bein auf der Unterlage entlang hoch.

2. Nun ziehen Sie das zweite Bein ebenfalls hoch, und stellen beide Füße nebeneinander auf.

3. Sie stellen beide Unterarme auf und drücken die Ellbogen auf die Unterlage.

4. Nun heben Sie das Gesäß etwas an und setzen es zur Seite ab. Schultern und Kopf dann nachführen.

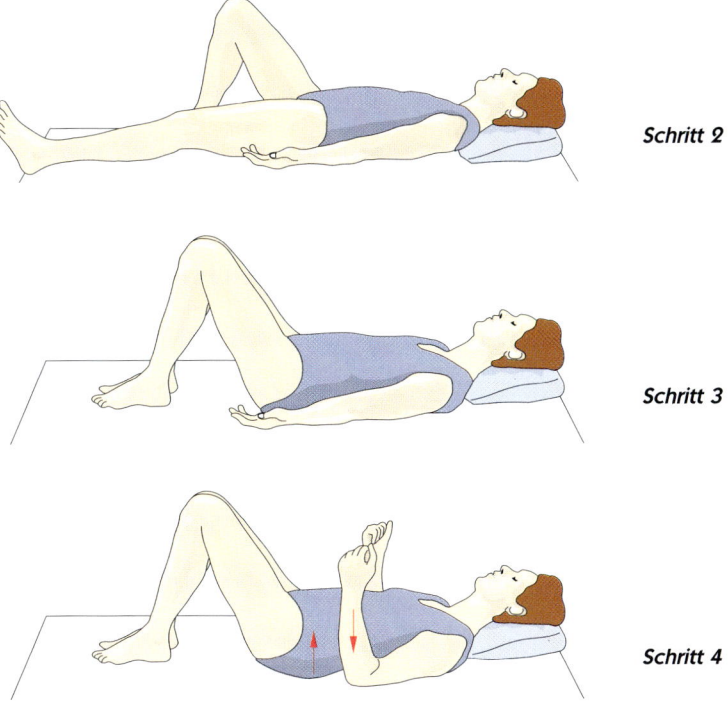

Schritt 2

Schritt 3

Schritt 4

Übung 3: Drehen auf die Seite

Übungsziel: Sie lernen, sich selbst anders zu lagern. Außerdem dient die Übung als Vorstufe zur folgenden.

Ausgangsstellung: Rückenlage. Sie sollen sich zuerst stabilisieren. Günstig ist es, wenn Sie sich ein Kissen zwischen die Beine legen.

1. Sie ziehen ein Bein auf der Unterlage hoch, stellen den Fuß auf und legen den diagonal entgegengesetzten Arm hoch. Sie drehen sich immer zu der Seite, auf der der Arm hochgelegt wird.

2. Beim Drehen halten Sie die Wirbelsäule gerade und stabilisiert. Achten Sie darauf, daß Schulter und Becken immer in einer Linie liegen.

Achtung: Verdrehen Sie nicht Ihre Wirbelsäule!

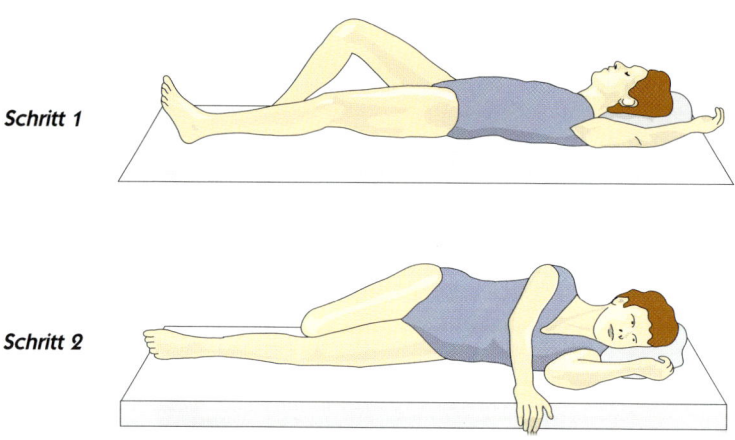

Schritt 1

Schritt 2

Übung 4: Aufstehen über die Seitlage

Übungsziel: Selbständig aufstehen.

Ausgangsstellung: Seitenlage wie in Übung 3.

1. Beugen Sie die Beine in der Seitenlage an. Halten Sie sich mit der oberen Hand an der Bettkante fest, und beugen Sie den unteren Arm im Ellbogen.

2. Drücken Sie Ellbogen und Handflächen in die Unterlage, und lassen Sie gleichzeitig die Unterschenkel aus dem Bett heraushängen.

3. Stehen Sie vorsichtig auf.

Achtung: Verdrehen Sie nicht Ihre Wirbelsäule, und setzen Sie sich nicht hin!

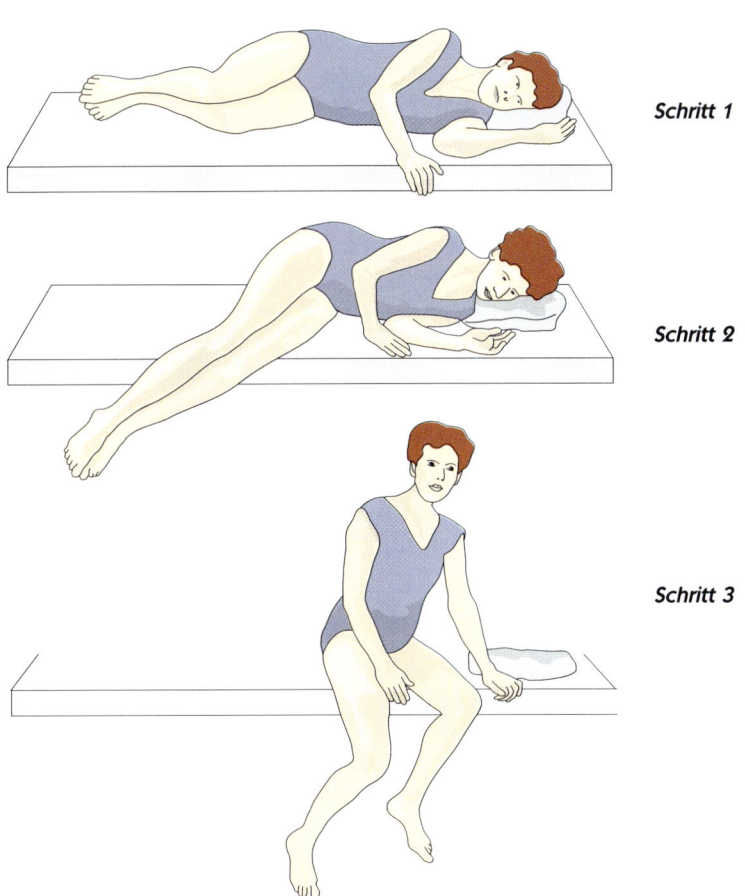

Schritt 1

Schritt 2

Schritt 3

Übung 5: Hinlegen über die Seitenlage

Übungsziel: Lernen Sie, sich wieder hinzulegen.

Ausgangsstellung: Stand.

1. Stehen Sie mit dem Rücken zum Bett. Die Beine sind gegrätscht und etwas nach außen gedreht, der Oberkörper ist aufgerichtet.

Achtung: Setzen Sie sich nicht hin! Legen Sie den Oberkörper in Seitenlage stabilisiert ab. Die Betthöhe muß genau stimmen; am günstigsten ist es, wenn das Bett knapp unterhalb der Gesäßfalte beginnt.

2. Sie schieben das Gesäß über die Bettkante, wobei nur eine Bewegung im Hüftgelenk stattfindet. Sie stützen sich leicht ab; die Oberschenkelmuskeln sind dabei angespannt. Stützen Sie sich an der Bettkante mit den Händen ab, oder lassen Sie eine Hand in Richtung Kopfende rutschen. Sie legen den Oberkörper ab, beugen im gleichen Augenblick die Beine etwas und heben sie aufs Bett.

Schritt 1

Schritt 2

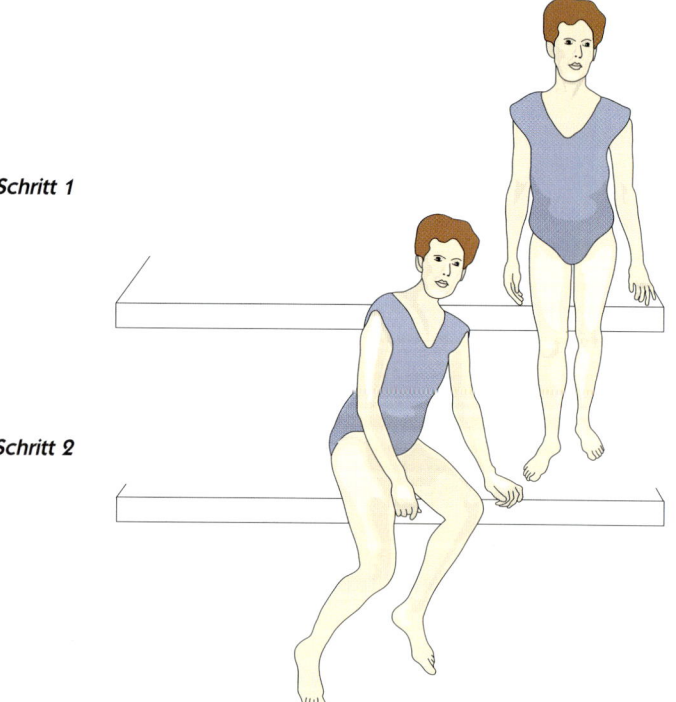

Übung 6: Aufstehen über die Bauchlage

Übungsziel: Aufstehen.

Ausgangsstellung: Seitenlage, aus der sie sich vorsichtig in Bauchlage drehen.

1. Die Arme sind angewinkelt, die Hände unter den Schultern. Beugen Sie ein Bein an.

2. Stützen Sie sich mit Ihren Händen ab, lassen Sie das angebeugte Bein heraushängen, und setzen Sie es auf den Boden ab.

3. Der Oberkörper bleibt stabil, wenn das andere Bein folgt.

Achtung: Verdrehen Sie die Wirbelsäule nicht, und lassen Sie keine andere Bewegung in der Wirbelsäule zu!

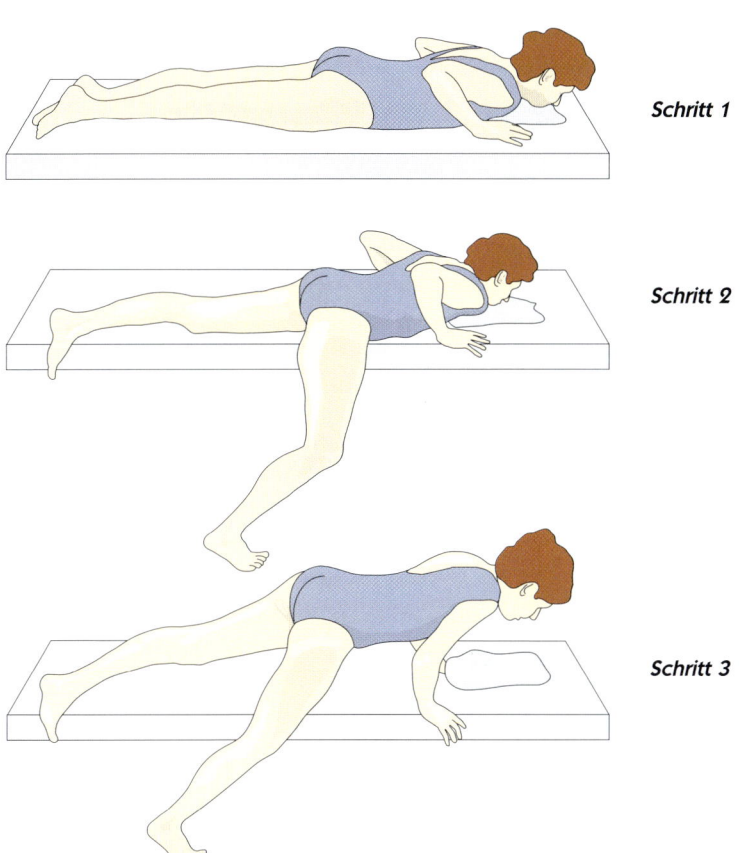

Schritt 1

Schritt 2

Schritt 3

Übung 7: Hinlegen über die Bauchlage

Übungsziel: Lernen Sie, sich wieder über die Bauchlage hinzulegen.

Ausgangsstellung: Stand.

1. Sie stehen in Schrittstellung neben dem Bett; das hintere Bein wird nachher als erstes aufs Bett gelegt, der Oberkörper ist aufgerichtet und stabilisiert.

2. Sie beugen sich in den Hüftgelenken vor und setzen die Hände direkt unterhalb der Schultern auf das Bett.

3. Legen Sie den Oberkörper aufs Bett, als wollten Sie einen Liegestütz machen, und legen Sie gleichzeitig auch das hintenstehende Bein auf das Bett ab. Nun holen Sie das andere Bein vorsichtig nach.

4. Nehmen Sie die Bauchlage ein. Stabilisieren Sie Ihren Rücken wieder, und drehen Sie sich danach über die Seitlage auf den Rücken.

Achtung: Verdrehen Sie Ihre Wirbelsäule nicht, und halten Sie die Stabilisierung in der Wirbelsäule!

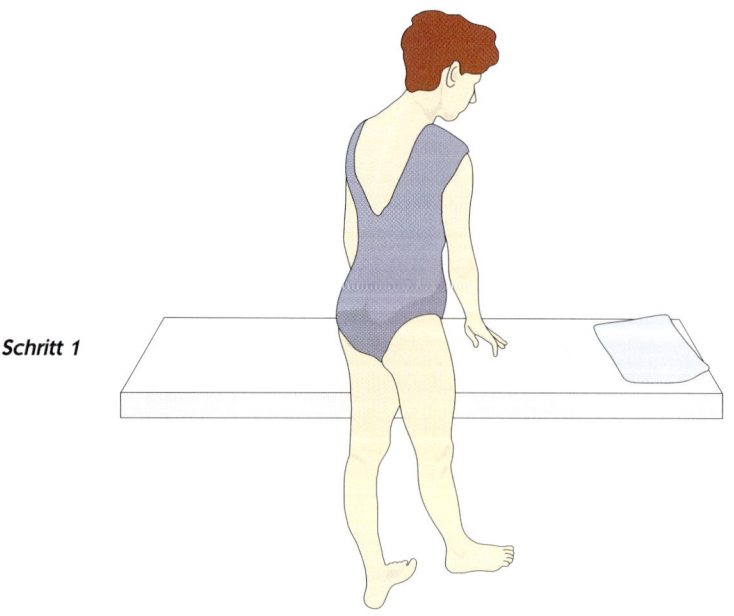

Schritt 1

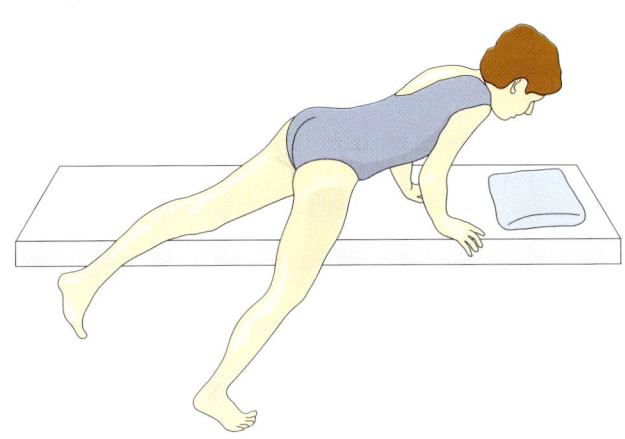

Schritt 2

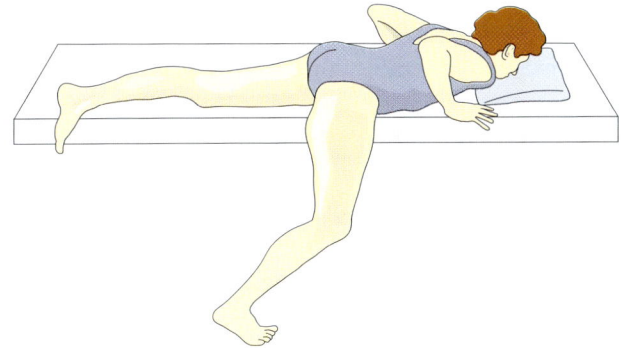

Schritt 3

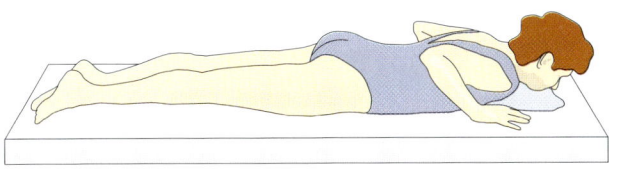

Schritt 4

Übung 8: Richtiges Stehen und Gehen

Übungsziel: Schulen Sie Ihre Haltung im Stand und beim Gehen.

Ausgangsstellung: Stand.

1. Heben Sie das Brustbein nach vorne oben an. Neigen Sie das Kinn in Richtung Halsgrübchen.
2. Stellen Sie die Beine hüftbreit auseinander, wobei die Zehenspitzen etwas nach außen zeigen.
3. Fangen Sie an zu gehen, indem Sie versuchen, die Haltung vom Stand beizubehalten, das heißt nicht zu große Schritte zu machen und die Beine etwas nach außen gedreht aufzusetzen. Rollen Sie die Füße weich von der Ferse über den äußeren Fußrand bis zum großen Zeh ab, damit die Stöße, die beim Gehen auf die Wirbelsäule treffen, etwas abgefedert werden.

Übung 9: Richtiges Bücken

Übungsziel: Lernen Sie, zunehmend selbständiger zu werden, damit Sie die erforderlichen täglichen Verrichtungen ohne Hilfe durchführen können.

Ausgangsstellung: Stand.

1. Stellen Sie die Beine breit auseinander, wobei die Zehenspitzen nach außen zeigen.
2. Heben Sie das Brustbein nach vorne oben an.
3. Neigen Sie das Kinn in Richtung Halsgrübchen.
4. Gehen Sie etwas in die Knie, und schieben Sie das Gesäß nach hinten mit einer Bewegung in der Hüfte.
5. Neigen Sie nun den stabilisierten Oberkörper entsprechend nach vorne unten, zum Beispiel am Waschbecken oder auf der Toilette. Achten Sie jedoch darauf, daß Sie sich nicht abstützen, sondern nur etwas anlehnen oder allenfalls leicht abstützen. Der Oberschenkelmuskel muß dabei angespannt sein, und beim Aufrichten zum Stand muß der Oberkörper weit nach vorne gebracht werden.

Achtung: Machen Sie kein Hohlkreuz! Als Hilfe können Sie bei Schwierigkeiten im Stand die Arme nach außen drehen.

Bleiben Sie in den ersten Tagen nach der Operation nicht länger als zehn bis 20 Minuten auf, wobei Sie aber zunehmend häufiger aufstehen sollten.

Machen Sie angemessene Ruhepausen in entspannter Rücken- oder Seitenlage. Achtung: Machen Sie keine Bewegung in der Wirbelsäule, sondern nur in Knie und Hüfte. Verdrehen Sie die Wirbelsäule nicht, und machen Sie keinen Rundrücken.

Wenn Sie sich weit nach unten bücken wollen, zum Beispiel, um etwas vom Boden aufzuheben, sollten Sie dies anfänglich ganz vermeiden, notfalls auf ein oder beide Knie gehen. Dabei die Beine breit nach außen gedreht aufsetzen und das Gesäß weit nach hinten schieben. Der stabilisierte Oberkörper geht entsprechend nach vorne unten, während Sie versuchen, mit den Händen nach unten zu kommen.

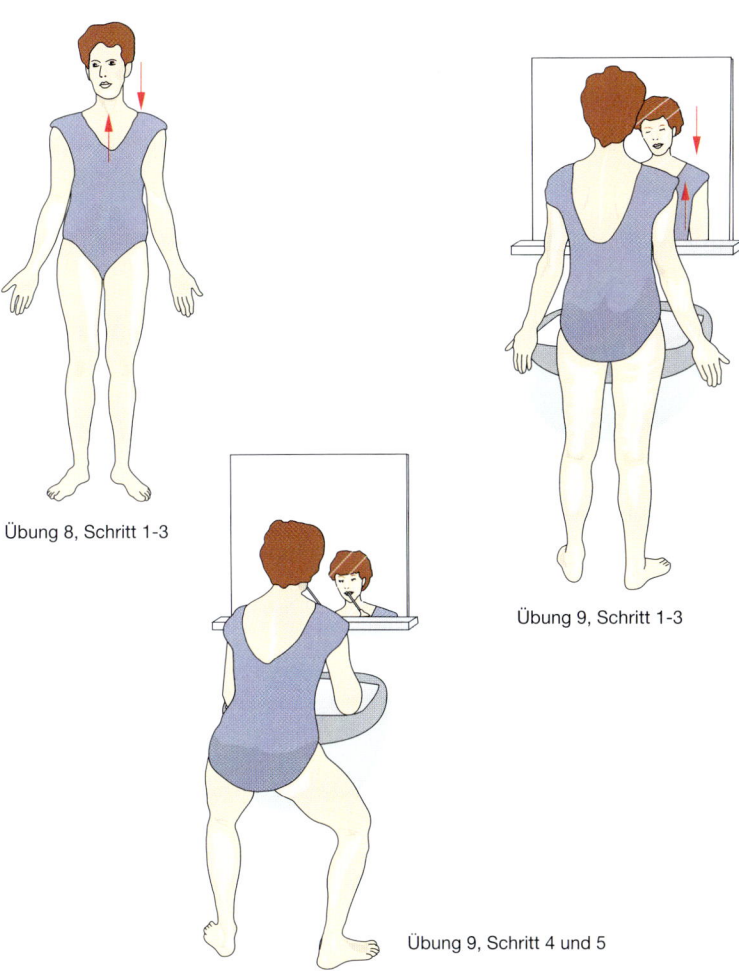

Übung 8, Schritt 1-3

Übung 9, Schritt 1-3

Übung 9, Schritt 4 und 5

Was kommt nach dem Krankenhaus?

Auch nachdem Sie das Krankenhaus verlassen haben, muß die Behandlung fortgeführt werden. Art und Ausmaß der Weiterbehandlung richtet sich nach Ihren persönlichen Bedürfnissen. Im allgemeinen schließt sich an den Krankenhausaufenthalt eine stationäre Anschlußheilbehandlung (AHB) an. Diese Maßnahme soll den Operationserfolg festigen und Ihre körperliche Leistungsfähigkeit wiederherstellen.

Weiterbehandlung

Wenn Sie wieder zu Hause sind

Lernen Sie, auf Ihren Körper zu achten und seine Signale zu beachten, damit Sie ihn nicht überfordern. Folgen Sie den Behandlungsratschlägen, die Ihnen Ihr Arzt mit auf den Weg gibt, und beschäftigen Sie sich mit dem folgenden Kapitel dieses Buches, mit dem Sie lernen können, sich wirbelsäulengerecht zu verhalten, und das viele Übungen enthält, mit denen Sie Ihrer Wirbelsäule helfen können.

Auf jeden Fall müssen Sie das erlernte Wirbelsäulen- und Muskeltraining fortführen. Dabei sollten Sie sich mit einem heißen Bad oder einer heißen Dusche auf die Übungen vorbereiten und danach unbedingt eine Ruhepause einhalten. Auch Bewegungsbäder in entsprechend vorgewärmten Badebecken, bevorzugt in Thermalbädern, sind sehr zu empfehlen, wenn der Arzt nicht wegen anderer Beschwerden wie Venenerkrankungen oder Herz-Kreislauf-Beschwerden Bedenken dagegen hat.

Die Frage, was Sie nun tun dürfen und was nicht, müssen Sie sich letztlich selbst beantworten. Die Zeit, während der Sie sich körperlich schonen müssen, beträgt – individuell unterschiedlich – etwa acht Wochen nach der Operation. Sie können in Ihre gewohnte Umgebung zurückkehren und Ihren familiären, gesellschaftlichen und beruflichen Verpflichtungen wieder nachkommen. Nur in ganz wenigen Ausnahmefällen ist eine berufliche Umschulung nach einer Bandscheiben-operation nötig.

Hat die Operation ihr Ziel erreicht?

Das Ziel einer Bandscheibenoperation ist es, Schmerzen zu beseitigen und die Grundlage für die Rückbildung von Lähmungen zu schaffen. Mit der Operation kann der Arzt aber nicht die Ursache, sondern nur die Folgen der Bandscheibenerkrankung behandeln. Der Gewebe-verschleiß kann nicht behoben werden; benachbarte Bandscheiben können ebenfalls erkranken und trotz Be-handlung neue Schmerzen hervorrufen.

Allerdings werden 80 bis 85 Prozent der operierten Kranken beschwerdefrei oder zumindest wieder körper-lich leistungsfähig. Gelegentlich wiederkehrende wirbel-säulenbedingte Kreuzschmerzen sind normalerweise nicht behandlungsbedürftig. Letztlich aber wird das Er-gebnis Ihrer Operation immer wesentlich von Ihrem Verhalten in der Zeit danach beeinflußt. Wenn Sie ler-nen, sich wirbelsäulenbewußt zu verhalten, werden Sie in Erinnerung an die Schmerzen vor der Operation mit dem erreichten Behandlungserfolg zufrieden sein.

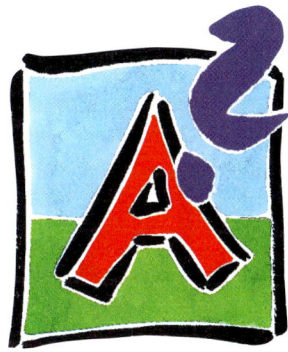

Und wenn die Schmerzen wiederkehren?

Nach Wochen, Monaten oder Jahren, selten unmittelbar nach einer Operation, kann ein erneuter Bandscheiben-vorfall für anhaltende oder neue Schmerzen verantwort-lich sein. Zwar ist die Gefahr eines solchen Rückfalls oder Rezidivs gering – die Häufigkeit liegt bei fünf Pro-zent –, doch muß man sie als normales Risiko ansehen und einkalkulieren. Sie besteht deshalb, weil nicht die ganze Bandscheibe, sondern nur Teile davon entfernt worden sind. Wenn andere Bandscheiben erkranken, kann ebenfalls eine erneute Operation notwendig wer-den. Dann handelt es sich um eine Neuerkrankung.

Schmerzen nach einer Operation können auf einen Rückfall, eine Bandscheiben-neuerkrankung, aber auch auf mehrere andere, ganz unterschiedliche Ursachen zurückgehen. Daher ist es unerläßlich, daß Sie bei anhaltenden oder wieder-kehrenden Schmerzen Ihren Arzt aufsuchen.

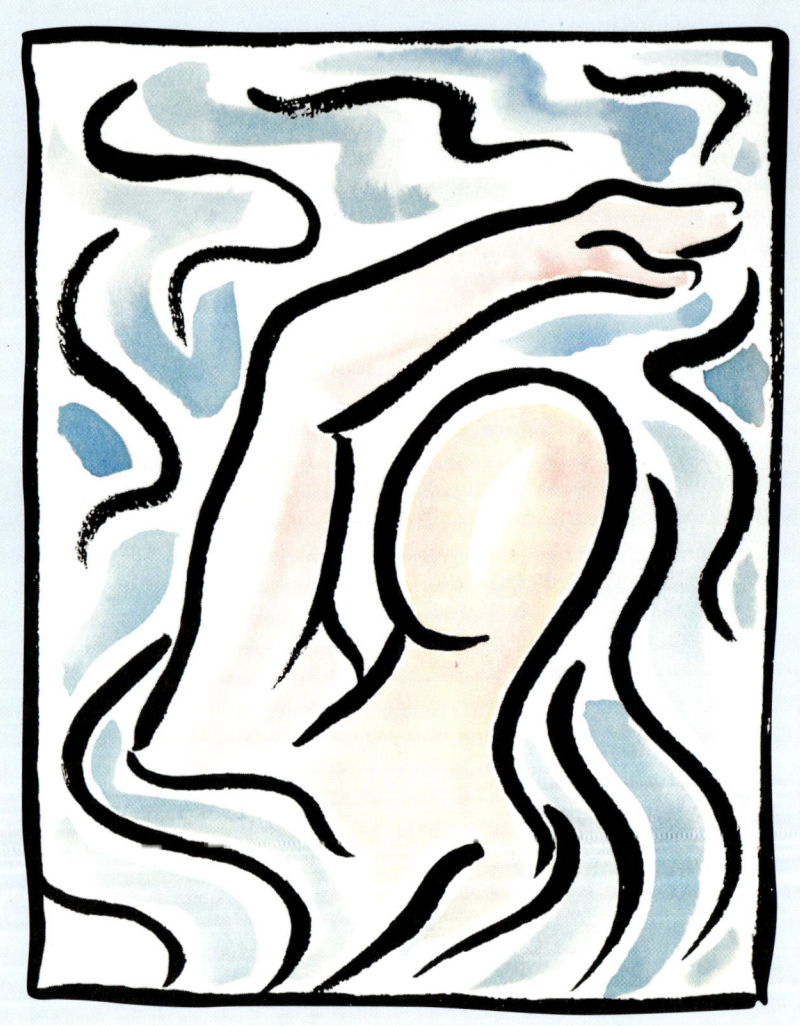

Was Sie selbst tun können

Eine gesunde und kräftige Muskulatur ist die Voraussetzung dafür, daß wir die täglich an unseren Körper gestellten Herausforderungen bewältigen können. Häufig aber leben wir ganz einfach zu bequem, so daß uns das nötige körperliche Training fehlt. Auf der anderen Seite führt die Arbeit, die wir tagtäglich leisten müssen, oft zu einer einseitigen Belastung des Körpers und damit auch der Muskulatur. Das Prinzip, daß die Muskulatur im Gleichgewicht sein sollte, also überall gleich geübt, wird nicht beachtet. Wenn man dann den ungeübten Körper zu einer plötzlichen Aktivität zwingt, können Schmerzen die Folge sein.

Körperhaltung und Kleidung

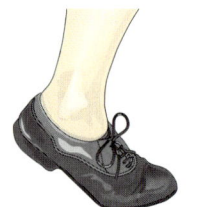

So kann der Fuß richtig abrollen.

Wer sich nicht genügend bewegt, setzt häufig Fett an, und das vor allem am Bauch. Der bekommt das Übergewicht, was wir dadurch auszugleichen versuchen, indem wir uns nach hinten ins Hohlkreuz hängen. Auf diese Weise aber belasten wir unsere Wirbelsäule sehr einseitig.

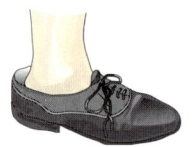

Zu große Schuhe begünstigen eine schlechte Haltung.

Nehmen Sie ab, und zeigen Sie Haltung

Die erste und oft schwierigste Aufgabe für Sie ist nun, Übergewicht abzubauen. Falls Sie bereits schlank und rank sind, haben Sie hier Ihren Leidensgenossinnen und -genossen schon viel voraus. Halten Sie nach Beratung eine entsprechende Diät ein, und kräftigen Sie vor allem Ihre Bauchmuskulatur. Sie kann nämlich das Hohlkreuz verhindern helfen und damit die Fehlbelastung der Wirbelsäule ausgleichen.

Achten Sie immer darauf, eine einseitige Körperhaltung zu vermeiden, indem Sie versuchen, die Stellung Ihres Körpers so oft wie möglich zu verändern. Versuchen Sie, bei der Arbeit zwischen Sitzen und Stehen abzuwechseln, und gehen Sie zwischendurch ein paar Schritte. Nehmen Sie nach Möglichkeit immer die Treppe, nie den Fahrstuhl oder die Rolltreppe. Lassen Sie das Auto so oft wie möglich stehen, und gehen Sie zu Fuß, oder nehmen Sie das Fahrrad.

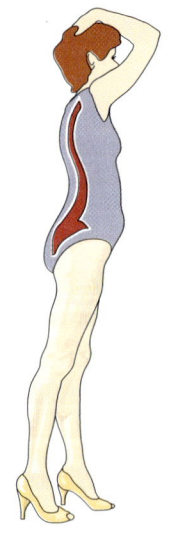

Hohe Absätze können Rückenschmerzen hervorrufen.

Seien Sie gut zu Ihren Füßen!

Den Großteil des Tages über belasten wir unsere Füße. Eine gute Fußarbeit führt zu einer guten Haltung: Indem

Sie Ihre Fußmuskulatur einsetzen, bekommt Ihre Rumpfmuskulatur fördernde Impulse zur Aktivität. Daher ist
auch gutes Schuhwerk sehr wichtig. Unsere Fußböden
und Straßen sind hart und unelastisch, deshalb sollten
unsere Schuhsohlen weich und biegsam sein, damit Sie
den Fuß gut vom Boden abdrücken können. Schuhe mit
federnden Absätzen, wie sie von einigen Herstellern an-
geboten werden, sind hier sehr zu empfehlen.

Barfußgehen ist nur dann nützlich, wenn Sie sich auf
einem weichen Boden bewegen können, zum Beispiel
auf einer Wiese, auf Sand oder auf einem Teppich.

Achten Sie darauf, daß Ihre Schuhe fest am Fuß sitzen. Wenn der Schuh zu groß ist, wird der Fuß gezwun-
gen, den Schuh festzuhalten, und er kann sich nicht
mehr richtig am Boden abrollen. Der Schuh darf jedoch
auch nicht zu eng sein. Er soll genügend breit und die
Strümpfe müssen elastisch genug sein, um den Zehen
einen guten Bewegungsspielraum zu erlauben. Wenn
sich Ihre Zehen nicht bewegen können, können Sie
auch nicht richtig gehen.

Die Höhe Ihrer Absätze ist ebenfalls von Bedeutung.
Zu hohe Absätze lassen es nicht mehr zu, daß der Fuß
sich am Boden abrollt, und so wird das Gehen zum
Trippeln. Durch die falsche Belastung der Beine kommt
es zu einer Fehlstellung des Beckens und damit auch zu
einer Fehlbelastung der Wirbelsäule. Rückenschmerzen
sind eine mögliche Folge. Tragen Sie daher hohe Absätze immer nur für kurze Zeit.

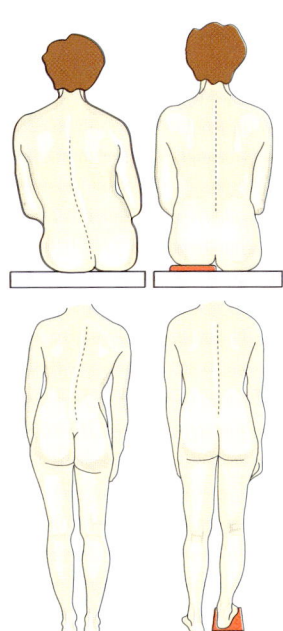

*Sollten Ihre Rumpfhälften
unterschiedlich sein, so
gleichen Sie das beim Sitzen
mit einem kleinen Kissen
aus, das Sie unter die eine
Gesäßhälfte schieben. Ein
zu kurzes Bein können Sie
ausgleichen, indem Sie den
Absatz des einen Schuhs
erhöhen lassen.*

Kleiden Sie sich bequem

Auch Ihre Kleidung kann unzweckmäßig sein. Wenn Sie
beispielsweise zu enge Hosen oder Röcke tragen, kann
der Stoff die Bewegungsmöglichkeiten Ihres Hüftgelenks stark beeinträchtigen. Dies stört den richtigen Be-
wegungsablauf beim Gehen und das richtige Sitzen.

So spielt die Wirbelsäule mit

Verhalten am Arbeitsplatz **Bei der Arbeit können Sie vieles falsch machen, was Ihrer Wirbelsäule schadet. Wie man sich richtig setzt und wie man auch beim Stehen eine gute Haltung wahrt, erfahren Sie jetzt.**

Arbeiten im Sitzen

Oft gebrauchte Gegenstände sollten sich in gut erreichbarer Höhe befinden. Dies entlastet Augen und Arme, und so vermeiden Sie ein Überbelastung der Halswirbelsäule.

Sitzen Sie nach Möglichkeit gerade und auf einem normal hohen Stuhl. Die Füße müssen fest auf dem Boden stehen, die Kniegelenke sind im rechten Winkel gebeugt, und das Becken ist in Mittelstellung; dadurch kann die Wirbelsäule leichter ausbalanciert werden. Meiden Sie tiefe und weiche Sitzmöbel. Empfehlenswert ist ein keilförmiges Sitzkissen. Wenn Sie das Steißbein an den erhöhten Keil anlehnen, rückt Ihr Becken in die richtige Stellung.

Wenn Sie längere Zeit ruhig an Ihrem Schreibtisch arbeiten, muß Ihr Rücken im Bereich der Lendenwirbelsäule und am Kreuzbein so unterstützt werden, daß das Becken in der richtigen Stellung gehalten wird. Die Sitzhöhe muß auf den Körper eingestellt werden, die Sitzfläche darf nicht zu tief sein, die Oberschenkel müssen noch bequem aufliegen und fast waagerecht verlaufen. Der Arbeitstisch muß so hoch sein wie Ihre Ellbogen, wenn Sie die Schultern entspannt hängen lassen.

Damit die Wirbelsäule bei bestimmten Arbeiten im Sitzen nicht ausweichen muß, empfiehlt sich ein Drehhocker. Mit den Füßen können Sie den ganzen Körper mit dem Hocker in die gewünschte Richtung drehen, und die Wirbelsäule kann gerade bleiben.

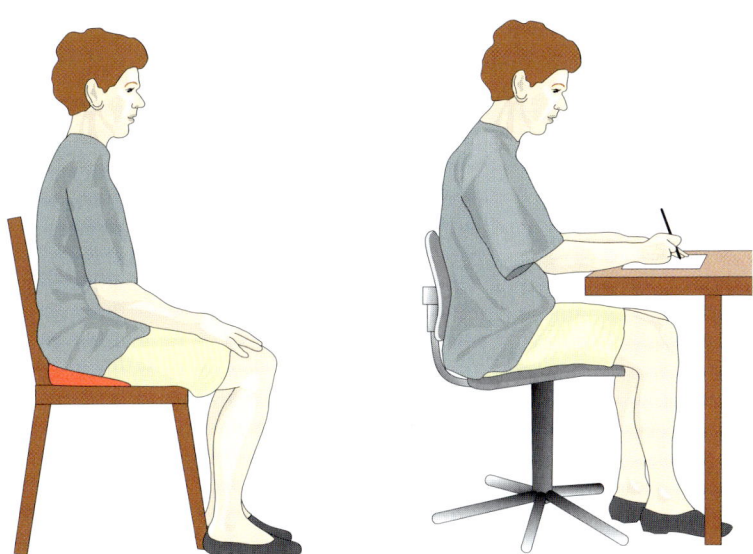

Links: Ein keilförmiges Kissen stützt das Becken.
Rechts: So sitzen Sie gut am Schreibtisch.

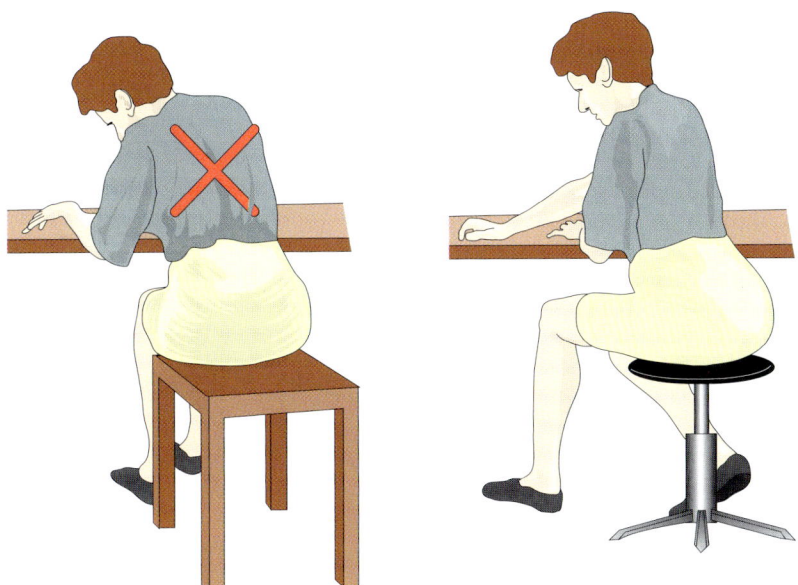

Links: Die Wirbelsäule nicht seitlich verdrehen!
Rechts: Ein Drehhocker hilft, die Wirbelsäule gerade zu halten.

Arbeiten im Stehen

Beim Arbeiten im Stehen muß der Arbeitsplatz so hoch sein, daß Sie eine aufrechte Körperhaltung einnehmen und beibehalten können.

Um zwischen sitzender und stehender Tätigkeit abwechseln zu können, eignet sich besonders gut ein Stehpult.

Wenn Sie im Stehen an einem zu niedrigen Tisch arbeiten, müssen Sie oft Dreh-Beuge-Bewegungen mit der Wirbelsäule machen, was zu Verspannungen der Muskulatur führt, die wiederum Schmerzen auslösen.

Am Tisch mit richtiger Höhe sollten Sie so oft wie möglich eine Schrittstellung einnehmen; dabei können Sie die Arbeitsbewegung über eine Gewichtsverlagerung von einem Bein auf das andere machen.

Ein häufiger Wechsel zwischen Sitzen und Stehen wird durch einen sogenannten Stehaufhocker begünstigt. Sein Fuß ist mit Sand gefüllt, wodurch er nicht umfallen kann. Wenn Sie sich bewegen, wird sein Schwer-

Der Arbeitstisch muß so hoch sein, daß Sie aufrecht und entspannt daran arbeiten können.

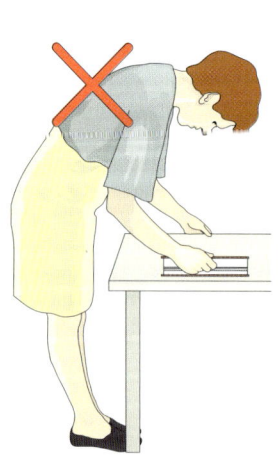
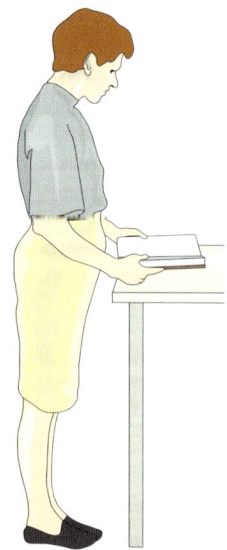

punkt verlagert, und er kann bei jeder Bewegung ein Stück mitgehen. Dadurch erreichen Sie einen größeren Bewegungsspielraum im Sitzen, ohne den Rücken verkrümmen zu müssen.

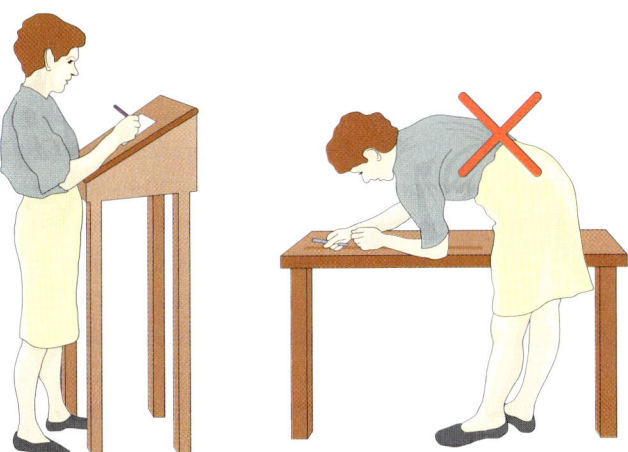

Links: Ein Stehpult kann gute Dienste leisten.
Rechts: Mit dieser Haltung rufen Sie Muskelverspannungen und Schmerzen hervor.

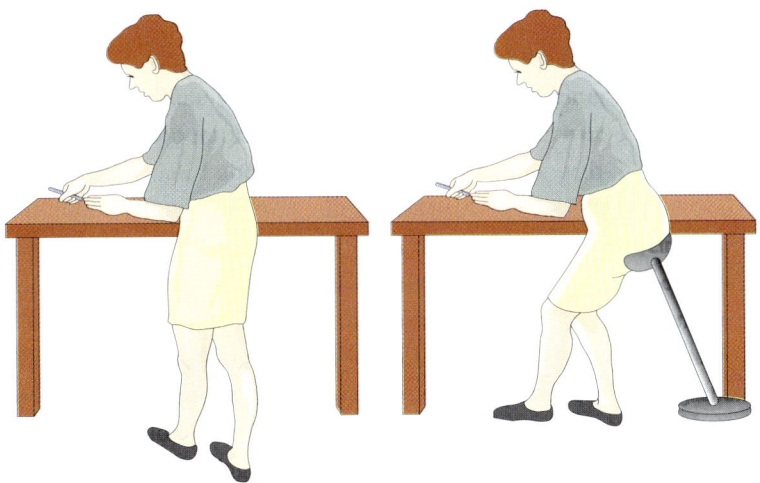

Links: In Schrittstellung bleibt Ihr Rücken gerade.
Rechts: Ein Stehaufhocker paßt sich Ihren Bewegungen an.

So können Sie Lasten heben

Beim Heben von Lasten müssen Sie beachten, daß Sie das Gewicht auf ein erträgliches Maß reduzieren. Sie haben dabei zwei Möglichkeiten: Entweder Sie verteilen die Last auf mehrere Arbeitsgänge, oder Sie heben sie gemeinsam mit Kollegen.

Es ist falsch, die Last aufzuheben, wenn die Beine gestreckt sind und die Wirbelsäule gebeugt ist. Sie müssen die Unterstützungsfläche des Körpers, also die Füße, möglichst nahe an die Last bringen, die Knie- und Hüftgelenke beugen und den Rücken lang machen, so daß Sie die Last so nahe wie möglich zum Körpermittelpunkt hin anheben können. Dabei ist ganz wichtig: erst heben, dann drehen! Wenn Sie diese Regel nicht beachten, kann eine Dreh-Beuge-Bewegung bei ungeeigneter Wirbelsäulenbelastung zu erheblichen Beschwerden führen.

Auf die gleiche Weise und nach denselben Regeln gehen Sie vor, wenn Sie die Last wieder absetzen wollen – natürlich in umgekehrter Reihenfolge.

Das Grundprinzip beim Arbeiten im Sitzen und Stehen ebenso wie beim Lasten heben und tragen: Halten Sie Ihren Rücken gerade!

So können Sie Lasten tragen

Beim Tragen von Lasten dürfen Sie die Wirbelsäule und damit den Körper nicht zur Gegenseite hin abwinkeln. Tragen Sie schwere Gegenstände abwechselnd auf der einen, dann auf der anderen Schulter, oder verteilen Sie das Gewicht nach Möglichkeit auf beide Arme. Zum Beispiel können Sie statt eines großen Eimers in einer Hand auch zwei kleinere jeweils in einer Hand tragen. Auf diese Weise verteilt sich das Gewicht gleichmäßig, und Sie bleiben dabei gerade aufgerichtet. Dabei halten Sie die Arme dicht am Körper, ohne durch Rückverlagerung des Körpers ins Hohlkreuz auszuweichen. Lehnen Sie sich statt dessen nach vorn gegen die Last.

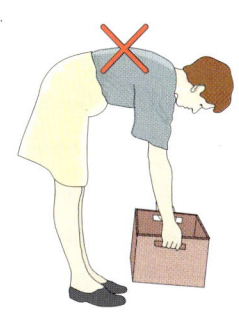
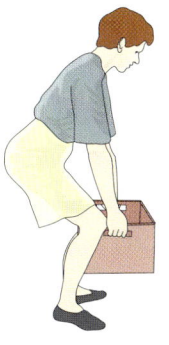

Abb. links: So ist es ganz falsch!
Abb. rechts: So entlasten Sie beim Anheben Ihren Rücken.

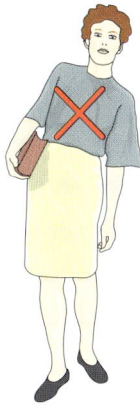
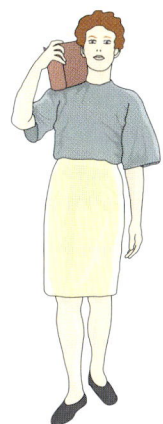

Abb. links: Falsch ist, die Wirbelsäule zur Seite abzuwinkeln, richtig dagegen ist, die Last abwechselnd auf den Schultern zu tragen (Abb. rechts).

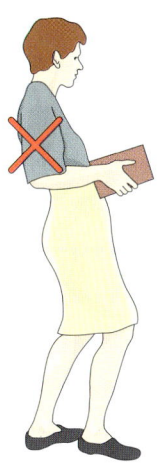
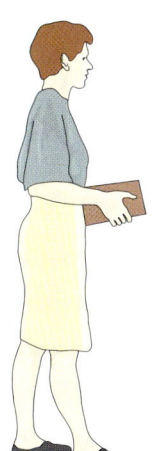

Abb. links: Beim Tragen dürfen Sie nicht ins Hohlkreuz gehen, sondern sollten sich nach vorn gegen die Last lehnen (Abb. rechts).

So schaffen Sie Ihren Haushalt

Hausarbeit Wer im Haushalt arbeitet, gehört zu der Berufsgruppe mit der längsten Arbeitszeit. Dadurch ist die körperliche und seelische Belastung sehr hoch. Um so entscheidender ist es, für die Hausarbeit optimale Arbeitsbedingungen zu schaffen, damit Hausfrauen und -männer ihren Rücken und ihre Füße nicht unnötig belasten müssen.

Die richtige Höhe der Arbeitsflächen

In einer bestehenden Wohnung ist es selten möglich, die Höhe der Arbeitsplätze im Haushalt den individuellen Erfordernissen anzupassen; wenn Sie jedoch selbst bauen oder in eine ganz neue Wohnung ziehen, sollten Sie daran denken und die entsprechenden Hinweise berücksichtigen.

Entscheidend für eine gute Wirbelsäulenhaltung ist die richtige Höhe der Arbeitsflächen. Sie müssen gerade davorstehen und arbeiten können, ohne einen Buckel zu machen. Doch selbst wenn die Höhe der Arbeitsplatten stimmt, kann es beim Spülen oder bei sonstigen Arbeiten im Waschbecken zu einer schlechten Haltung kommen, weil nur der obere Rand des Beckens in richtiger Höhe liegt.

Wenn Sie eine Schürze tragen, die naß werden darf, können Sie sich beim Spülen – so auch beim Händewaschen – vorn am Becken anlehnen, wodurch sie eine entlastende Korperhaltung einnehmen können.

Auch die Waschbecken haben in unseren Wohnungen nur selten die richtige Höhe. Daher müssen wir uns in Bückstellung waschen, wodurch es zu Verkrampfungen und Schmerzen kommen kann. Gerade auch für ältere Menschen wird diese unnatürliche Körperhaltung sehr unangenehm. Gehen Sie, wenn möglich, lieber kurz unter die Dusche, statt sich am Becken zu waschen.

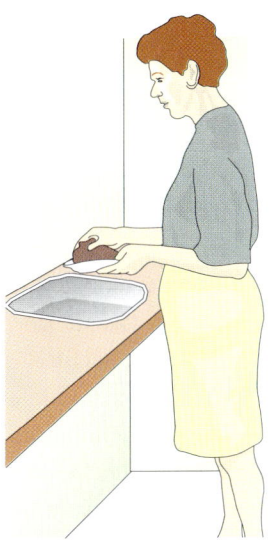

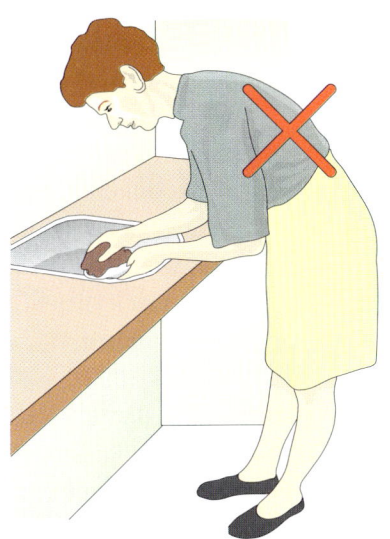

Die richtige Höhe der Arbeitsflächen ist entscheidend für eine gute Haltung.

Beugen Sie sich nicht zu tief über das Spülbecken.

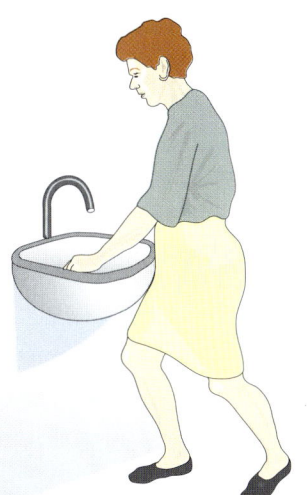

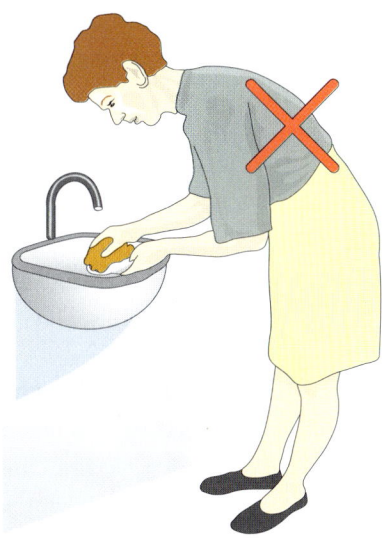

Richtig ist es, wenn Sie sich am Wasch- und Spülbecken vorne anlehnen und eine Schrittstellung einnehmen, wobei Sie die Füße abwechselnd belasten.

In dieser Haltung verkrampfen Sie sich.

Wechseln Sie einmal öfters Ihre Arbeitshaltung

Auch im Haushalt ist es notwendig, daß Sie bei der Arbeit zwischen Sitzen und Stehen in regelmäßigen Abständen abwechseln.

Sie sollten auf alle Fälle einen Arbeitstisch zur Verfügung haben, an dem Sie auch im Sitzen arbeiten können. Wenn Sie im Stehen arbeiten, so beispielsweise beim Bügeln, machen Sie unwillkürlich oft falsche Körperdrehungen. Diese lassen sich vermeiden, wenn Sie eine Schrittstellung einnehmen, und zwar in die Richtung, in die Sie arbeiten. Versuchen Sie auch einmal, im Sitzen zu bügeln. Dabei kann Ihnen ein Drehhocker, der über den Druck der Füße gesteuert wird und dadurch Ihren Bewegungsspielraum vergrößert, gute Dienste leisten.

Bücken Sie sich sowenig wie möglich! Mit etwas Phantasie können Sie bestimmt Ihren Haushalt so umorganisieren, daß Sie alles, was Sie häufig benötigen, in bequemer Reichweite haben.

Schränke und Kühlschränke

Alle Gegenstände in Ihrem Haushalt, die Sie häufig brauchen, müssen Sie unbedingt in günstig erreichbarer Höhe unterbringen. So sollte beispielsweise auch der Kühlschrank nicht direkt auf dem Fußboden stehen, sondern in Ihrer Sichthöhe angebracht sein oder auf einem entsprechend hohen Podest stehen. Dies gilt natürlich ebenso für alle Schränke und andere Aufbewahrungsmöbelstücke.

Die große Wäsche

Stellen Sie den leeren Wäschekorb auf einen Stuhl, und beladen Sie ihn dann nicht zu schwer mit der nassen Wäsche. Auch zum Aufhängen stellen Sie den Korb wieder auf einen Stuhl, damit Sie sich nicht bücken müssen. Arbeiten Sie beim Aufhängen nicht aus dem Hohlkreuz heraus, sondern lehnen Sie sich etwas nach vorn, zur Wäscheleine hin.

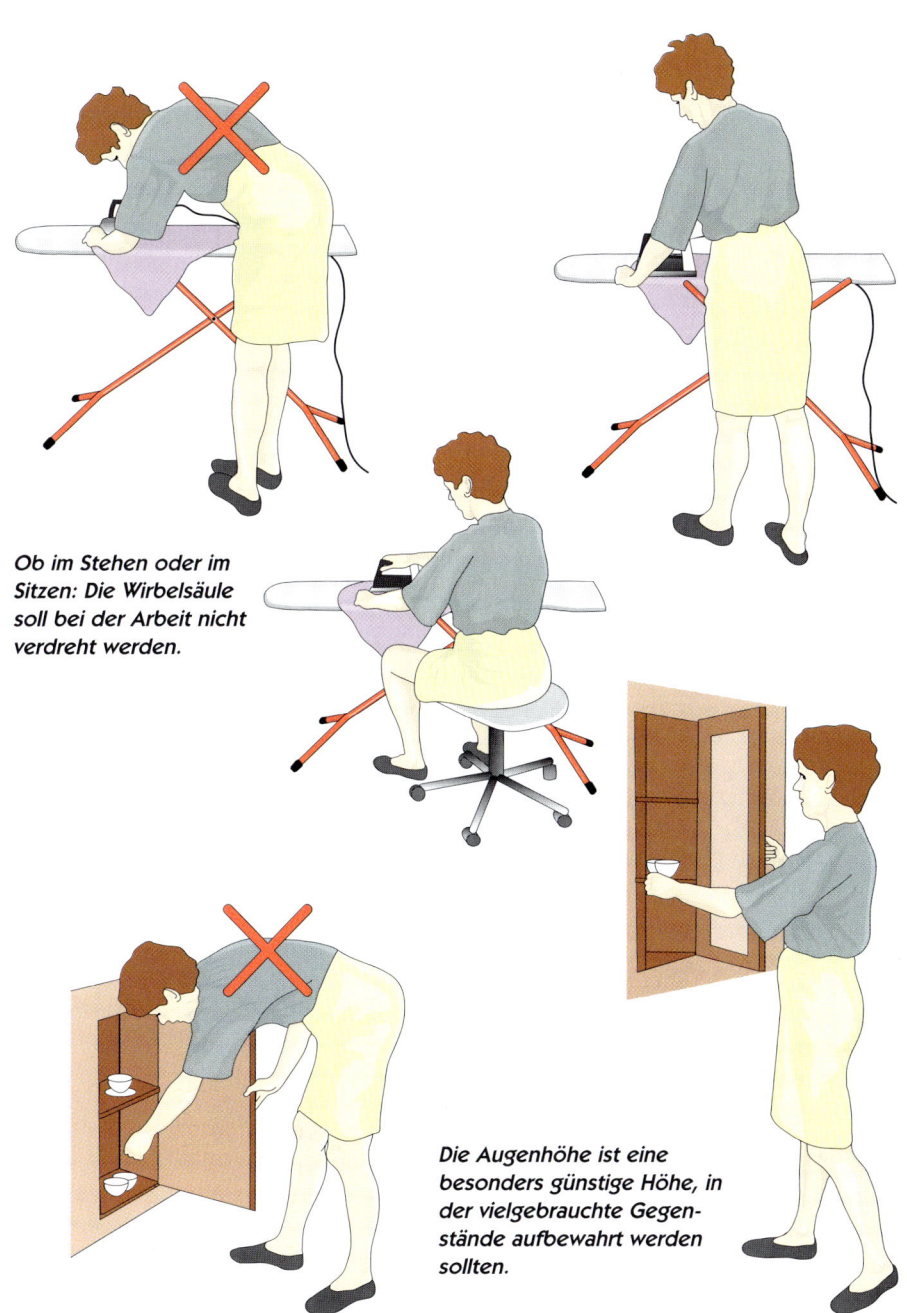

Ob im Stehen oder im Sitzen: Die Wirbelsäule soll bei der Arbeit nicht verdreht werden.

Die Augenhöhe ist eine besonders günstige Höhe, in der vielgebrauchte Gegenstände aufbewahrt werden sollten.

Putzen und Betten machen

Wenn Sie den Boden putzen, sollten Sie sich hinknien, und zwar abwechselnd auf ein Knie, wobei Sie am besten ein Polster unter die Knie legen sollten.

Beim Bettenmachen sollten Sie wiederum aus der Schrittstellung heraus arbeiten und die Knie und Hüften weit genug beugen. Ein weiterer Hinweis: Ihre Matratzen dürfen nicht zu schwer sein, damit Sie sie leichter drehen können.

Geräte zum Saubermachen, wie der Staubsauger, dürfen keinen zu kurzen Stiel haben, sonst müssen Sie beim Saugen wieder einen Buckel machen. Zusätzlich bietet auch hier die richtige Schrittstellung eine geeignete Möglichkeit, den Rücken zu entlasten. Ein Bodenstaubsauger ist übrigens leichter zu handhaben als ein Handstaubsauger.

Kaufen Sie klug ein

Ein besonderes Problem ist für jede Hausfrau der Einkauf, vor allem, wenn eine größere Familie zu versorgen ist.

Einen Grundsatz müssen Sie immer beherzigen: Tragen Sie nicht einseitig schwere Lasten, sondern verteilen Sie sie auf beide Arme, und verwenden Sie für größere Einkäufe einen Einkaufswagen.

Hausfrauen mit kleinen Kindern sind besonders stark belastet – sie haben eine Schwangerschaft hinter sich, bei der die Bauchmuskeln gedehnt wurden, und müssen jetzt ihre Säuglinge und Kleinkinder ständig heben und tragen. Beachten Sie die Regeln für eine Wirbelsäulenentlastung, wenn Sie Ihre Kinder versorgen.

Rückenschmerzen und Kinderbetreuung

Achten Sie darauf, daß der Wickeltisch für Ihren Säugling eine für Sie günstige Höhe hat. Eine Auflage über der Badewanne ist keine gute Lösung, denn die Fläche ist zu tief, so daß Ihr Rücken übermäßig stark beansprucht wird und Sie als Folge Verspannungsschmerzen bekommen. Lassen Sie größere Kinder zum Anziehen auf einen Stuhl klettern – das macht ihnen Spaß, und Sie brauchen sich nicht so tief zu bücken.

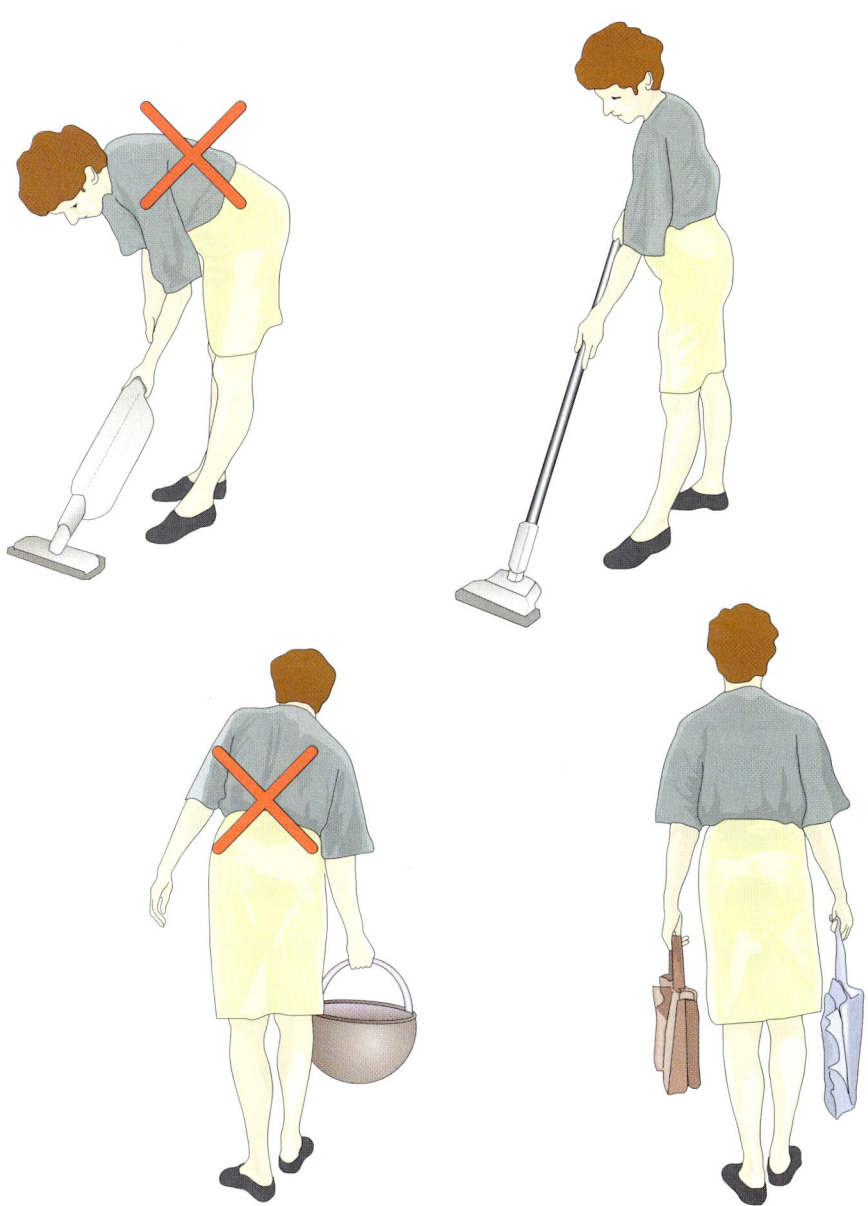

*Für Hausarbeiten wie Staubsaugen und Betten machen und
beim Einkaufen gilt auch wieder: keine einseitige Belastung
und den Rücken geradehalten.*

Richtig ruhen –
sanft schlafen

**Ruhen Sie sich rechtzeitig in
günstiger Stellung aus: Legen
Sie sich kurz hin, oder setzen Sie sich in halb-
liegender Stellung, wobei Sie ihre Wirbelsäule
abpolstern und die Beine hochlegen. Damit
vermeiden Sie eine zu große Ermüdung, und
die Ruhepause hilft Ihnen, Ihr Tagespensum zu
bewältigen.**

*Beim Ausruhen legen Sie
die Beine hoch und unter-
stützen Ihren Rücken – das
entspannt und entlastet
die Wirbelsäule.*

Da die Wirbelsäule bei der Hausarbeit in besonderem
Maße den ganzen Tag über belastet ist, wird es auch bei
guter Arbeitshaltung erforderlich, daß Sie ihr ausreichend Erholung verschaffen, indem Sie sich ab und zu
hinlegen. Achten Sie dabei darauf, daß Sie auch beim
Ausruhen eine geeignete Körperlage einnehmen, wobei
eine günstige Belastung der einzelnen Wirbelsäulenabschnitte erreicht werden soll.

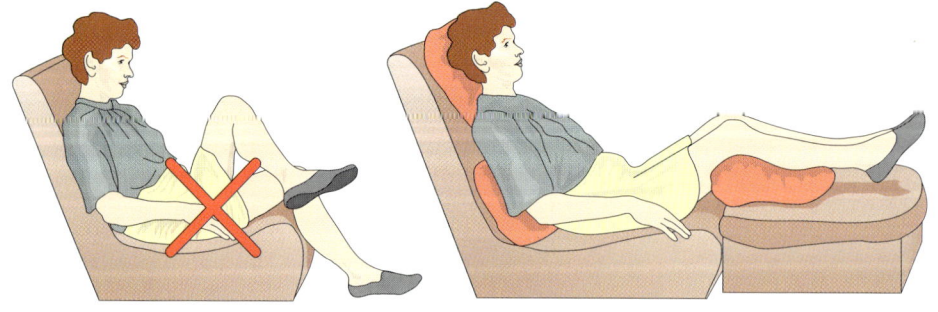

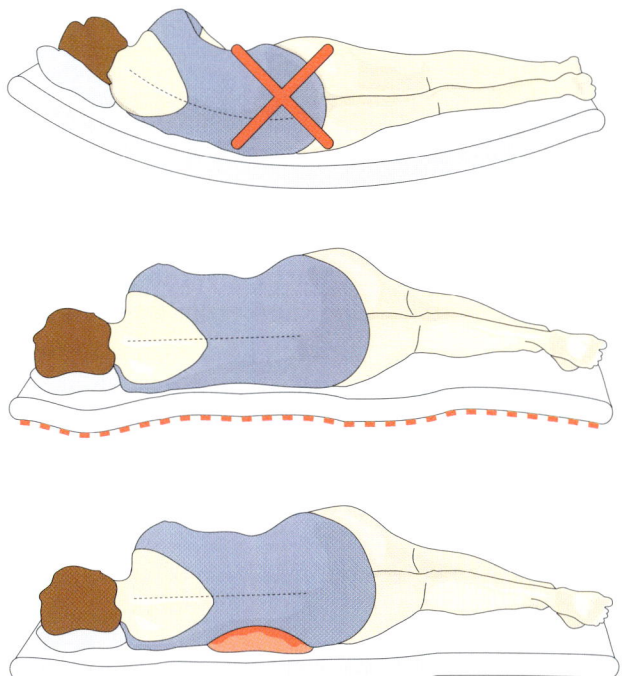

Sorgen Sie dafür, daß die Wirbelsäule auch beim Schlafen nicht abknicken kann. Eine gute Matratze auf einem Lattenrost, eventuell ein kleines Kissen zur Unterstützung sind sinnvolle Anschaffungen.

Erholung im Schlaf

Eine gute Bettausstattung ist für Menschen mit Wirbelsäulenproblemen unerläßlich. Die Matratze und der Rost dürfen nicht zu weich sein, sonst hängt der Körper durch. Ein Lattenrost, aber auch ein Brett und eine feste Matratze schaffen meist eine zufriedenstellende Abhilfe.

Insbesondere bei Frauen findet sich oft ein ungünstiges Verhältnis zwischen einer zierlichen Taille und einem relativ breiten Becken. Dadurch knickt im Liegen die Lendenwirbelsäule ab, was zu einer Fehlbelastung führt. Ein Teil der morgendlichen Wirbelsäulenschmerzen kann dadurch erklärt werden. Als einfaches, aber wirkungsvolles Mittel zur Abhilfe können Sie eine weiche Rolle oder ein kleines Kissen, das Ihrem Körper angepaßt ist, unterlegen.

So machen Sie sich in der Freizeit fit

Sportliche Aktivitäten In der Freizeit müssen wir unsere überwiegend einseitige Lebensweise ausgleichen. Wer an seinem Arbeitsplatz keine oder nur wenig körperliche Bewegung hat, sollte durch körperliche Aktivität seine Muskeln funktionstüchtig machen und erhalten. Wer hingegen einseitig körperlich arbeitet, sollte sein überwiegend gestörtes Muskelgleichgewicht wiederherstellen, denn es ist wichtig, daß der ganze Körper trainiert wird.

Gehen Sie spazieren!

Die unabdingbare Voraussetzung, bei einem Bandscheibenleiden, vor allem nach einer Operation, wieder sportlich aktiv zu werden, ist, daß Sie Ihr eigenes körperliches Leistungsvermögen realistisch einschätzen.

Die einfachen Mittel sind oft die besten. Schon ein Spaziergang garantiert ein Training Ihres gesamten Körpers, dazu werden Atmung und Kreislauf angeregt. Indem Sie Ihre Muskeln aktivieren, verbessern Sie automatisch auch Ihre Haltung.

Sie dürfen allerdings nicht zu langsam schlendern, denn das bewirkt gerade das Gegenteil: Die Haltung wird schlecht, und Sie ermüden deshalb vorzeitig. Wenn Sie regelmäßig spazierengehen, können Sie sich bald mehr zutrauen: auf unebenem Boden gehen, leichtere Hänge hinauf und herunter sowie ausgedehnte Waldspaziergänge. Dies fordert den Muskeln mehr Leistung ab und fördert das Zusammenspiel der einzelnen Muskelgruppen. Ein gut abgestuftes Lauftraining führt man am besten in den Abendstunden durch.

Scheuen Sie nicht vor Leibesübungen zurück. Die Freude daran können Sie wieder erlernen, wenn Sie versuchen, Bewegungen so spielerisch auszuführen, wie es uns die Kinder vormachen. Dazu gehören Fang- und Ballspiele in Gruppen und sportliche Betätigung jeder Art, die Spaß macht und die Sie nicht von vornherein bis zu einer Höchstleistung steigern wollen.

Überfordern Sie sich nicht!

Der Körper reagiert auf eine Überforderung mit Schmerzen. Diese Schmerzen weisen Sie auf Ihre persönliche Leistungsgrenze hin, und darauf müssen Sie Ihr Übungspensum abstellen.

Wenn Sie bei einer bestimmten Sportart wiederholt Schmerzen bekommen, kann das bedeuten, daß diese für Sie ungeeignet ist. Grundsätzlich ist nach einer Bandscheibenoperation sportliche Betätigung möglich und notwendig, zum Beispiel Leichtathletik, Radfahren, Skilanglauf und andere Sportarten, doch denken Sie immer daran, nicht zu übertreiben.

Eine besonders zu empfehlende Sportart ist das Schwimmen. Achten Sie aber darauf, daß das Wasser angenehm warm ist, damit Sie die nötige körperliche Entspannung erreichen. Wenn Sie in zu kühlem Wasser baden, kann das unangenehme Muskelverspannungen mit sich bringen.

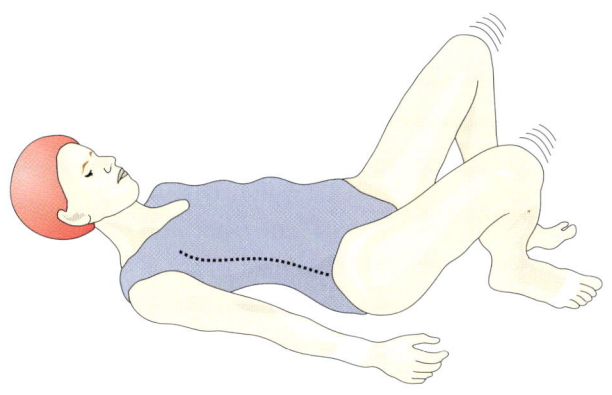

Beim Schwimmen sollten Sie die Rückenlage bevorzugen, denn bei einer vorgeschädigten Wirbelsäule kann Brustschwimmen die Beschwerden verstärken.

Fit im Straßen-verkehr

Autofahren Die zunehmende Motorisierung heutzutage hat sicherlich einen ungünstigen oder gar schädlichen Einfluß auf die Wirbelsäule. Im Auto sitzen wir überwiegend mit schlaffer Haltung und entspannter Muskulatur; die Wirbelsäule erhält dabei Stöße, die weder durch die Muskulatur noch durch die Gelenke aufgefangen werden können. Nach längeren Autofahrten tritt gewöhnlich ein unangenehmes Gefühl von Steifheit auf, und Nacken-Rücken-Beschwerden, die sehr hartnäckig sein können, sind die Folge.

Richtig Autofahren

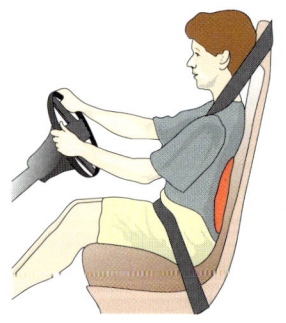

So sitzen Sie gut beim Autofahren. Legen Sie sich, wenn nötig, ein kleines Kissen ins Kreuz, um die Lendenwirbelsäule zu unterstützen.

Ein besonders gut gefedertes Auto, das verhindert, daß Stöße direkt auf den Rumpf treffen, kann Abhilfe bei diesen Problemen schaffen. Der Autositz selbst darf nicht zu weich sein; eine härtere Sitzfläche führt zu einer besseren Stellung der Wirbelsäule. Die Rückenlehne soll sich den normalen Krümmungen der Wirbelsäule anpassen. Dies können Sie unter Umständen auch erreichen, wenn Sie sich ein Kissen ins Kreuz legen. Die Neigung der Rückenlehne muß so eingestellt sein, daß Sie sich entspannt zurücklehnen und dennoch verkehrsgerecht reagieren können. Gute Sicht und genügende Bewegungsfreiheit, um lenken zu können, sind selbstverständliche Voraussetzungen.

Die Oberschenkel müssen auf dem Sitz fast ganz aufliegen, die Kniegelenke sollen in einem Winkel stehen, der eine sichere Bedienung der Pedale erlaubt. Gönnen Sie sich bei längeren Autofahrten zwischendurch genügend Pausen und machen Sie Atemübungen verbunden mit leichten Bewegungsübungen (Ausschütteln der Arme und Beine, Kniebeugen).

Verzichten Sie bei Wirbelsäulenbeschwerden am besten ganz aufs Motorrad, denn mit diesem Verkehrsmittel werden Stöße und Vibrationen direkt auf die Wirbelsäule übertragen.

Wenn Sie sich wie beschrieben verhalten, beugen Sie nicht nur einer vorzeitigen körperlichen und geistigen Ermüdung vor, sondern erhöhen auch Ihre Reaktionsbereitschaft im Verkehr, und Sie leisten durch Ihr verantwortungsbewußtes Verhalten einen Beitrag zur allgemeinen Verkehrssicherheit.

Hans K., 73, berichtet:

Als ich Mitte 40 war, bekam ich plötzlich beim Autofahren starke Rückenschmerzen. Zuerst versuchte ich, das Problem zu ignorieren. Als die Schmerzen aber immer häufiger auftraten, befürchtete ich schon, ganz mit dem Autofahren aufhören zu müssen. Eines Tages kam ich zufällig mit meinem Apotheker ins Gespräch und erzählte ihm beiläufig von den Beschwerden. Er riet mir, es mit einem körpergerecht geformten Spezialautositz zu versuchen, den man sich in alle Modelle einbauen lassen kann. Zunächst schreckte ich vor den Kosten zurück, aber bei einer Sitzprobe fühlte ich mich in dem angebotenen Modell sofort sehr wohl und entschied mich zum Kauf. Das Ergebnis war in der Tat äußerst verblüffend: Meine Schmerzen waren auf einmal wie weggeblasen. Der Spezialsitz hat mir seither in verschiedenen Autos treu gedient, und sein Nachfolger tut das noch heute. Auch mit über 70 Jahren kann ich so noch beschwerdefrei aktiv am Straßenverkehr teilnehmen. Die Anschaffungskosten für den Autositz habe ich selbst getragen, aber sie haben sich gelohnt.

So können Sie selber trainieren

| Eigentraining | Beugen Sie einem Bandscheibenleiden vor, oder – falls es bereits eingetreten ist – beeinflussen Sie seine Auswirkungen günstig. Die folgenden Übungen haben sich sowohl bei der konservativen Behandlung von wirbelsäulenbedingten Schmerzen als auch bei der Weiterbehandlung nach Bandscheibenoperationen bestens bewährt. Sie arbeiten zunächst mit einer großen Unterstützungsfläche aus einer erleichternden Ausgangsstellung heraus. Die Unterstützungsfläche wird langsam verkleinert, so daß Sie zunehmend an eine aufrechte Körperhaltung herangeführt werden.

Wie arbeiten die Muskeln?

Wenn während oder nach den Übungen Schmerzen auftreten, sollten Sie das Übungsprogramm unterbrechen. Lassen Sie sich von Ihrem Arzt beraten und von der Krankengymnastin oder vom Krankengymnasten erneut anleiten.

Eine richtige Muskelarbeit ist nur möglich, wenn das Nervensystem funktioniert. Über die Nerven erhalten die Muskeln nämlich den Befehl, sich anzuspannen oder sich zu lösen. Hierfür haben wir in der Haut, in den Muskeln und in den Sehnen kleine Organe, die dem Gehirn melden, welche Muskelspannung benötigt wird, wie stark die Muskeln im Moment gespannt sind und welche Stellung die Gelenke einnehmen. Ohne daß dieser Funktionsablauf in unser Bewußtsein dringt, erhalten die Muskeln daraufhin den Befehl, sich entweder zu spannen oder zu entspannen.

Die Haut und die Muskeln unserer Hände und Füße sind mit diesen kleinen Organen gut ausgestattet, da der Körper auf ihre Reaktionsbereitschaft den ganzen Tag angewiesen ist und entsprechend funktionsgerecht antworten muß. Deshalb ist es auch für die Übungen günstig, wenn Sie Ihre Rumpfmuskulatur über den Einsatz von Händen und Füßen kräftigen. Das gute Zusammenspiel zwischen den einzelnen Muskeln und Muskelgruppen und Ihre Ansprechbarkeit auf die Befehle des Gehirns werden dadurch gefördert und geübt.

So üben Sie am besten

Sie sollen nicht jeden Tag alle Übungen durchführen. Eine Auswahl – je nach Ihrer Belastungsfähigkeit und der Ihnen zur Verfügung stehenden Zeit – wird Ihnen helfen, Ihr Ziel zu erreichen, nämlich durch eigene Kraft bandscheibenbedingte Schmerzen zu bessern. Das ist Ihr persönlicher Beitrag zu Ihrer Gesundheit.

Wenn Sie eine Bandscheibenoperation hinter sich haben, kennen Sie bereits die Übungen zu Frühmobilisation, die sie unter fachlicher Anleitung erlernt haben (siehe Seite 56 bis 65). Sie wissen auch, daß Sie alle Übungen nicht übertrieben, sondern langsam ausführen müssen, um gute Ergebnisse zu erhalten. Schwung- und ruckhafte Bewegungen sowie Drehbewegungen sind für die Wirbelsäule schädlich, und vor allem nach einer Bandscheibenoperation müssen Sie sie unbedingt vermeiden. Wichtig ist auch die richtige Atemtechnik während der Übungen. Um frei atmen zu können, brauchen Sie nachgiebige Bauchmuskeln. Daher dürfen Sie beim Üben nie bewußt den Bauch einziehen.

Wann Sie nach einer Bandscheibenoperation mit den Übungen beginnen können, legt der Arzt zusammen mit der Krankengymnastin oder dem Krankengymnasten fest. Diese Fachleute bemühen sich, das Übungsprogramm Ihrem Leistungsvermögen anzupassen.

Die nachfolgenden Übungen sind in Anlehnung an R. Brunkow zusammengestellt.

Die Übungen auf den folgenden Seiten sollten Sie immer erst dann allein durchführen, wenn Sie sie zuvor unter der Anleitung einer Krankengymnastin oder eines Krankengymnasten erlernt haben, die auch die Auswahl der für Sie möglichen Übungen treffen werden. Krankengymnastische Übungen dürfen auf keinen Fall Schmerzen verursachen!

Übungen im Liegen

Auf dem Rücken

Übungsziel: Kräftigung der schrägverlaufenden Bauchmuskeln bei stabil gehaltener Wirbelsäule.

Ausgangsstellung: Sie liegen entspannt auf dem Rükken, Ihr Kopf ist durch ein Kissen unterstützt. Die Handinnenflächen liegen auf der Unterlage.

Übung 1: Rückenlage

Heben Sie den Kopf an, und fassen Sie mit der linken Hand die rechte Fußspitze. Die Fußspitze kommt der Hand entgegen. Dasselbe umgekehrt.

Übung 2 (Vorübung zu Übung 4): Rückenlage

Die Fußspitzen hochziehen. Die Fersen bleiben dabei liegen, die Kniegelenke beugen sich leicht, den Kopf anheben und zu den Füßen blicken. Dabei die Fersen mit leichtem Druck vom Körper weg in die Unterlage stemmen. Die Kniegelenke bleiben leicht gebeugt! Langsam zurücklegen.

Wiederholen Sie die Übungen mehrfach, und vergessen Sie nie, dabei ganz normal weiterzuatmen.

Übung 3 (Vorübung zu Übung 4): Rückenlage

Die Handrücken zum Unterarm ziehen, die Finger leicht beugen und spreizen, die Fingerspitzen drehen sich zum Körper hin. Die Ellbogen zeigen nach außen und bleiben gebeugt. Kopf und Arme anheben, die Handballen in Richtung Füße schieben. Die Schultern gehen mit, der Nacken wird lang. Langsam zurücklegen.

Übung 4 (Verbindung von 2 und 3): Rückenlage

Die Fersen gegen die Unterlage, die Hände zu den Füßen stemmen.

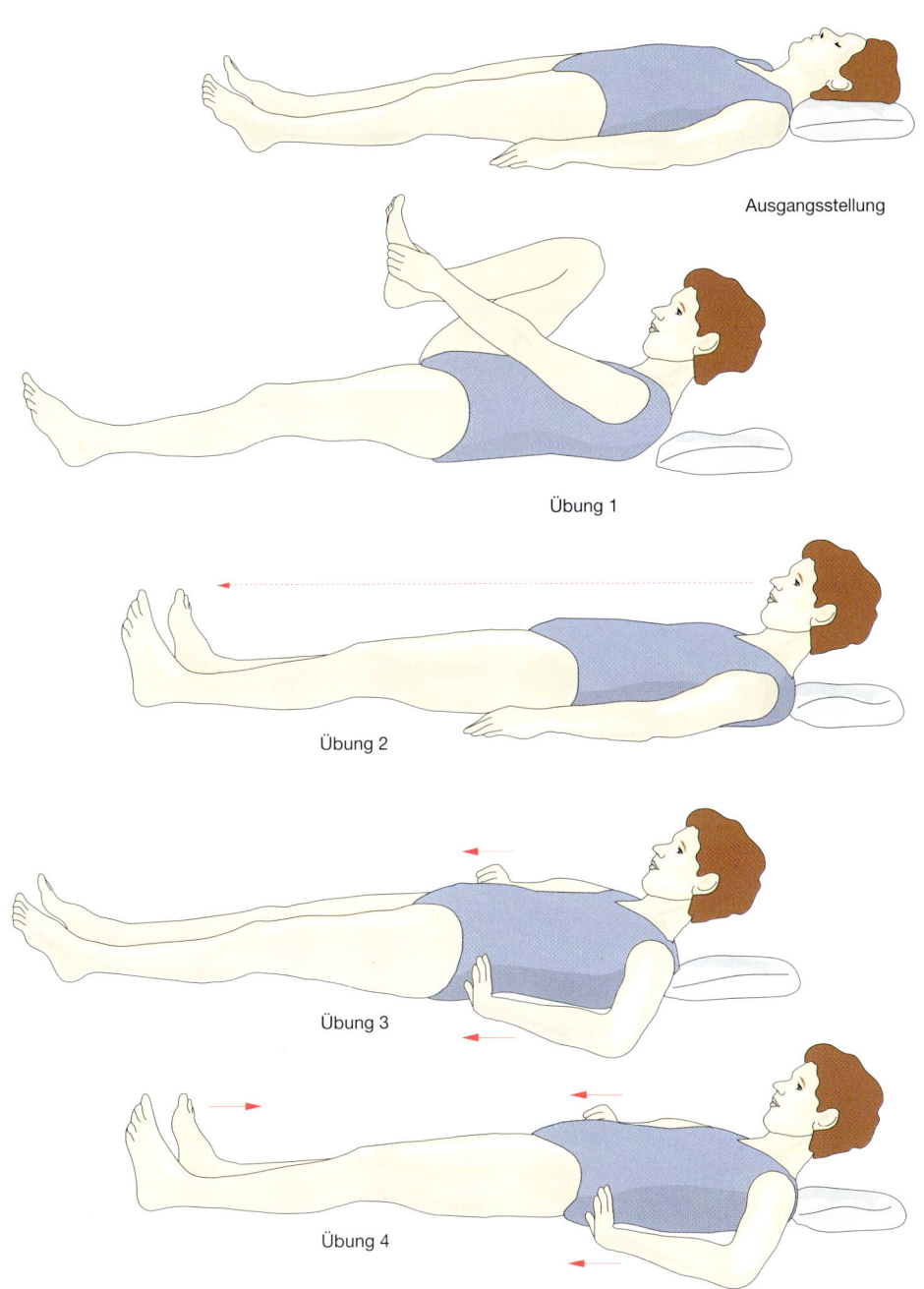

Ausgangsstellung

Übung 1

Übung 2

Übung 3

Übung 4

Geänderte Ausgangsstellung: beide Beine anstellen, eins nach dem anderen.

Übung 5: Rückenlage

Die Füße fest gegen die Unterlage schieben, als ob Sie den Rumpf in Richtung des Kopfes wegschieben wollten. Den Kopf anheben, die Hände gegen die Füße stemmen. Der Rücken bleibt auf der Unterlage liegen. Sie spüren, wie die Lendenwirbelsäule dabei gedehnt wird. Langsam wieder zurücklegen und die Spannung lösen.

Übung 5 können Sie variieren, indem Sie sie auch mit hochgezogenen Fußspitzen durchführen. Dabei stemmen Sie dann die Fersen gegen die Unterlage.

Übung 6: Rückenlage

Beide Beine sind angestellt. Die linke Hand und der rechte Fuß drücken gegen die Unterlage. Das linke Knie zum Bauch ziehen, die Fußspitze geht mit hoch, die rechte Hand mit dem Handballen gegen das linke Knie drücken, die Fingerspitzen zeigen nach innen. Den Kopf anheben und den linken Fuß ansehen. Langsam die Spannung lösen und zurücklegen. Dasselbe umgekehrt üben.

✳

Geänderte Ausgangsstellung: Beine leicht spreizen, die Arme liegen ebenfalls leicht gespreizt neben dem Kopf, die Hände stehen auf dem Daumen.

Übung 7: Rückenlage

Rechten Fuß und linke Hand gegen die Unterlage drücken. rechte Hand zur Faust schließen, rechten Ellbogen beugen, linkes Knie beugen und zur Außenseite des rechten Ellbogens ziehen, dabei die linke Kleinzehe anschauen, die dem Ellbogen entgegenkommt. Die Spannung lösen und in die Ausgangsstellung zurückkehren. Dasselbe umgekehrt üben.

✳

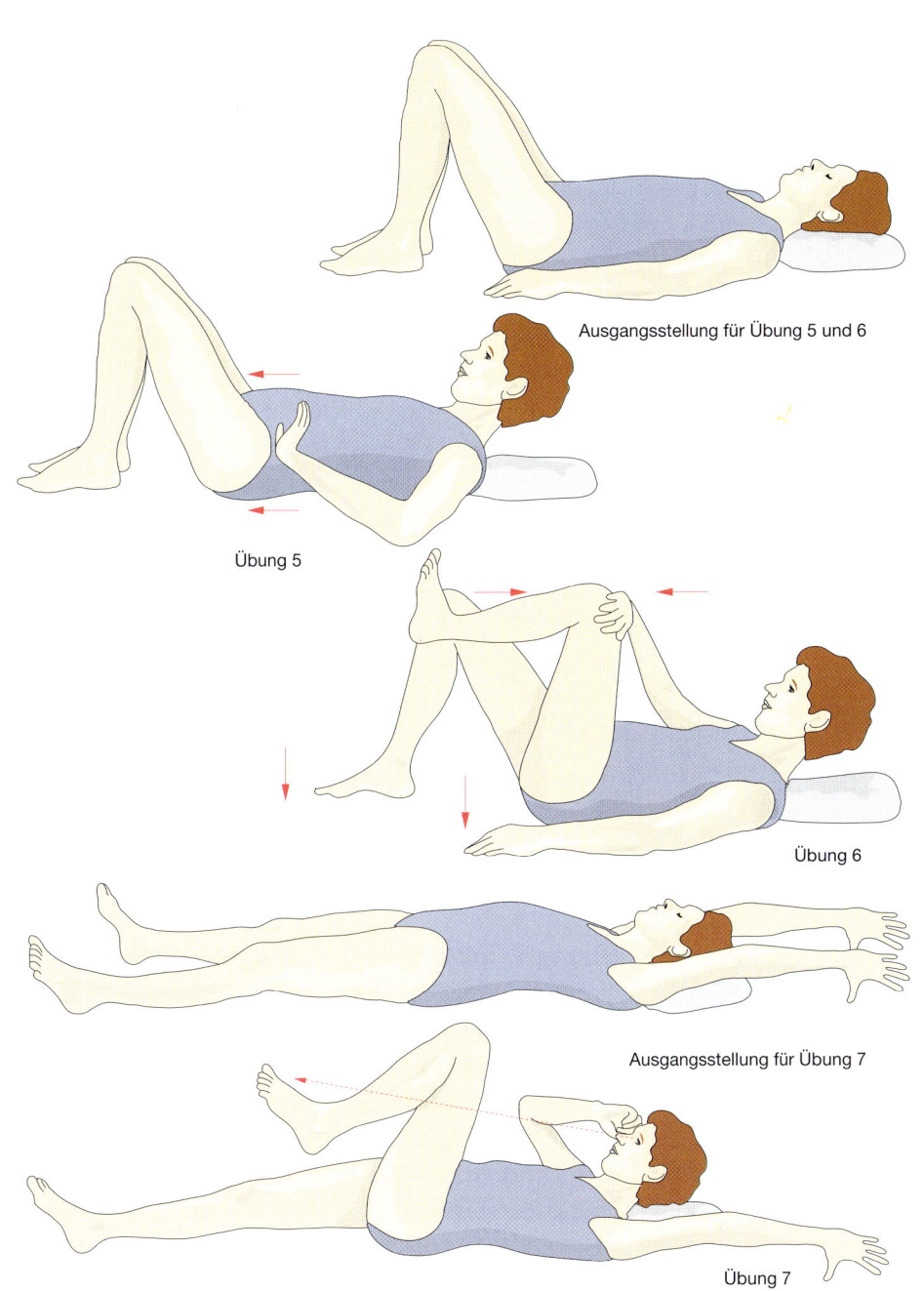

Ausgangsstellung für Übung 5 und 6

Übung 5

Übung 6

Ausgangsstellung für Übung 7

Übung 7

Übungsziel Drehübungen: Förderung des Zusammen-spiels der einzelnen Rumpfmuskelgruppen. Lösen der verspannten Wirbelsäulenhaltung.

Ausgangsstellung: Rückenlage, die Arme neben dem Kopf, die Beine leicht gespreizt.

Übung 8: Drehübung

Legen Sie sich bei Bedarf ein Kissen unter den Kopf.

1. Das rechte Bein beugen, rechtes Knie und rechten Arm über den Rumpf zur linken Seite führen, Kopf und Rumpf mitdrehen. So erreichen Sie die Seitenlage.

2. Aus der Seitenlage weich in die Rückenlage zurück-rollen; dabei das gebeugte Knie ansehen.

3. Aus der Rückenlage wieder in die Seitenlage gehen, den Arm zum Kopf führen, das Bein strecken und lang-sam in die Bauchlage rollen.

4. In der Bauchlage Arme und Bein wieder beugen (Schritt 3) und über die Seitenlage (Schritt 2) in die Rückenlage zurückrollen. Dasselbe umgekehrt üben.

✳

Übungsziel Seitenlage: Kräftigung von Rücken- und Bauchmuskeln zur Stabilisierung der Wirbelsäule, von Becken-Bein-Muskeln und Erreichen freier Beweglich-keit des Hüftgelenks.

Ausgangsstellung: Seitenlage (Übung 8, Schritt 2).

Übung 9: Seitenlage

Der linke Arm ist gestreckt oder gebeugt unter dem Kopf, das linke Bein weit angebeugt, die linke Fußspitze ist vor dem linken Knie zu sehen. Die rechte Handflä-che drückt gegen das linke Knie, das rechte Bein wird nach hinten weggestreckt, die Ferse zur Decke gescho-ben. Drücken Sie, zählen Sie dabei bis 5, dann den Druck lösen, das Bein hinlegen und Arm und Bein lö-sen. Umgekehrt wiederholen.

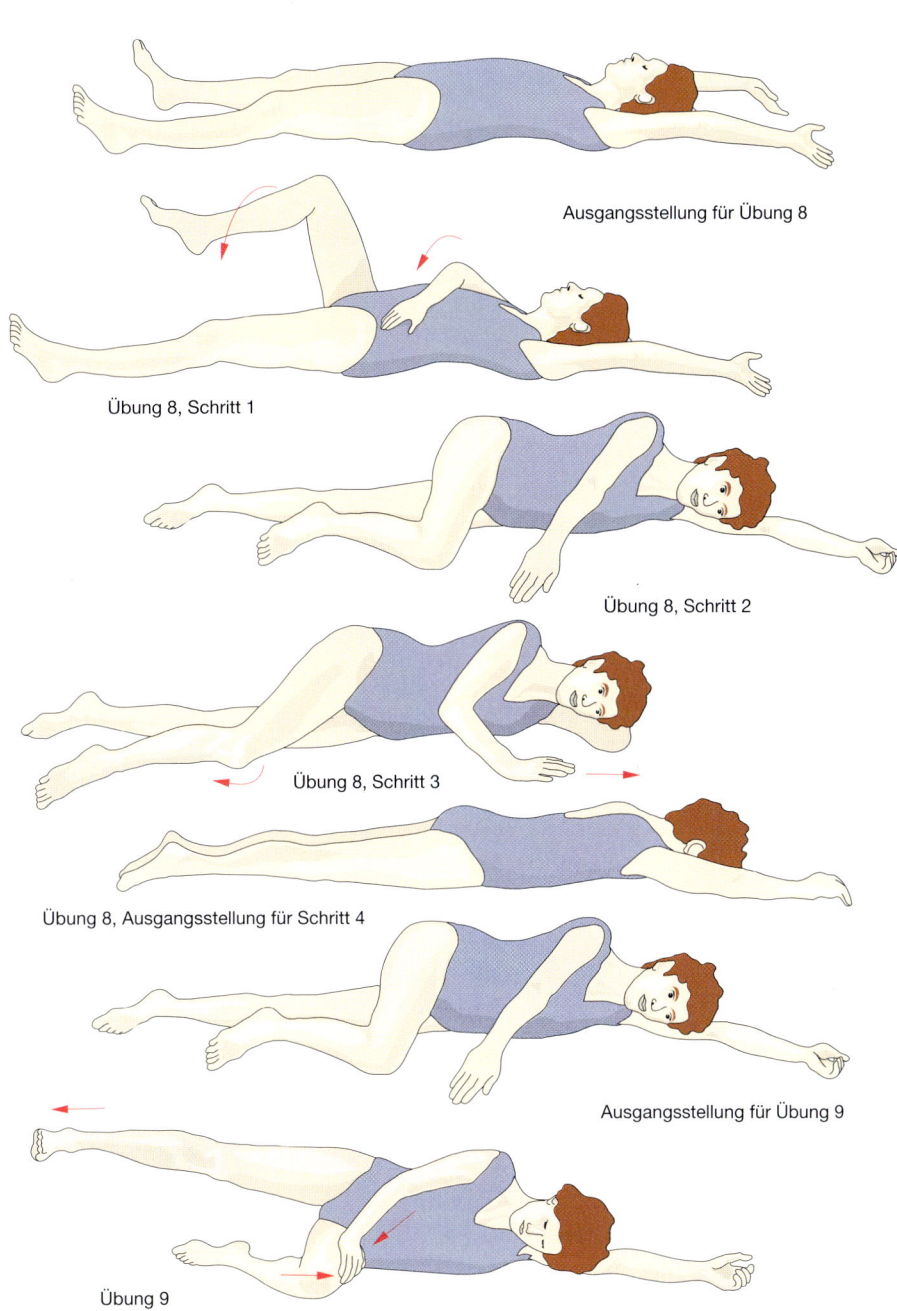

Ausgangsstellung für Übung 8

Übung 8, Schritt 1

Übung 8, Schritt 2

Übung 8, Schritt 3

Übung 8, Ausgangsstellung für Schritt 4

Ausgangsstellung für Übung 9

Übung 9

Übungsziel Bauchlage: Kräftigung der Rückenmuskulatur bei gut gestreckter Wirbelsäule.
Ausgangsstellung: Bauchlage, die Beine leicht gespreizt, die Arme neben dem Kopf.

Übung 10: Bauchlage

Wenn Sie ein stark ausgeprägtes Hohlkreuz haben, legen Sie bei allen Übungen aus der Bauchlage ein Kissen unter den Bauch.

Das Gesäß spannen und zu den Oberschenkeln hinziehen, die Fußrücken lang herausschieben und fest auf die Unterlage drücken. Arme und Kopf wenig abheben, die Stirn bleibt parallel zur Unterlage, das Brustbein bleibt auf der Unterlage liegen. Langsam ablegen.

Übung 11: Bauchlage

1. Rechtes Bein seitlich neben dem Rumpf anbeugen, die Fußspitze mit hochziehen, den Kopf nach rechts drehen und das Knie über die rechte Schulter ansehen, die Fußspitze ist knapp vor dem Knie zu sehen. Die Arme bleiben ausgestreckt. Langsam in die Bauchlage zurück. Dasselbe umgekehrt üben.
2. Wie bei 1. rechtes Bein anbeugen und Fußspitze hochziehen, Kopf leicht heben, nach rechts drehen und das Knie ansehen, dazu das gestreckte linke Bein wenig von der Unterlage abheben. Das Bein ablegen und in die Bauchlage zurückgleiten. Dasselbe umgekehrt üben.

✳

Übungsziel: Dehnung der Hüftbeugemuskeln.
Ausgangsstellung: Bauchlage, der Kopf liegt seitlich, die Hände unter der Leistenbeuge.

Übung 12: Bauchlage

Das Bewegungsausmaß ist bei dieser Übung gering; die Leisten müssen fest liegenbleiben.

1. Beide Leisten fest gegen die Hände drücken, die auf der Unterlage bleiben. Die Beine abwechselnd lang herausschieben und abheben.
2. Dasselbe mit angebeugten Beinen üben.

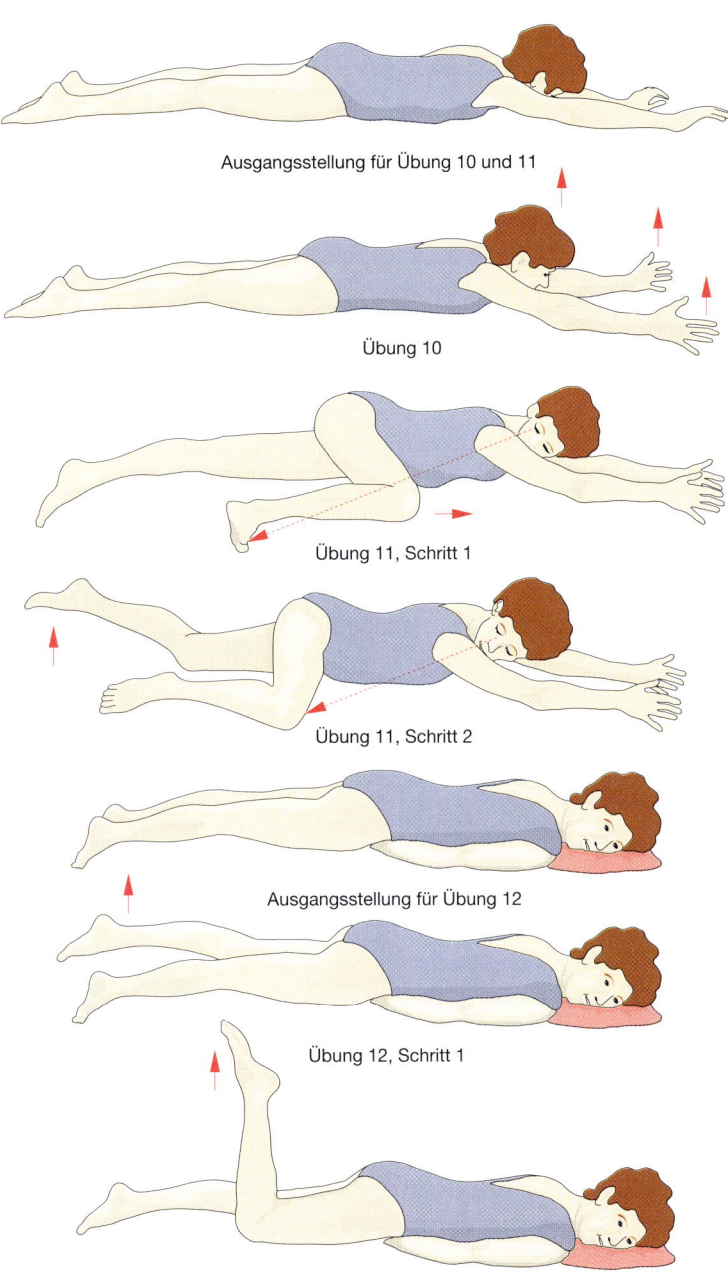

Ausgangsstellung für Übung 10 und 11

Übung 10

Übung 11, Schritt 1

Übung 11, Schritt 2

Ausgangsstellung für Übung 12

Übung 12, Schritt 1

Übung 12, Schritt 2

Übungen auf den Knien

Übungsziel: Kräftigung von Rücken- und Bauchmuskeln in erschwerter Ausgangslage. Leichte Schulung der Wirbelsäulenbeweglichkeit aus entlasteter Wirbelsäulenstellung.

Ausgangsstellung: Seitenlage.

Übung 13: Vierfüßlerstand

Wenn Ihnen das Auflegen der Fußrücken bei Schritt 2 der Übung Schwierigkeiten bereitet, legen Sie eine kleine Rolle darunter.

1. Setzen Sie aus der Seitenlage das obere Knie angebeugt vor den Körper, und stemmen Sie sich mit den Armen zum Vierfüßlerstand hoch.

2. Die Hände stehen unter den Schultern, die Fingerspitzen zeigen nach vorn, die Ellbogen nach außen. Die Kniegelenke stehen etwa unter den Hüftgelenken, die Oberschenkel senkrecht, Unterschenkel und Fußrücken liegen auf der Unterlage auf. Der Nacken ist lang, die Stirn steht etwa parallel zur Unterlage.

3. Stellen Sie sich vor, daß Sie sich von den Händen aus nach hinten über die Fersen schieben. Gleichzeitig schieben Sie von den Fußrücken aus den Rumpf nach vorn zum Kopf. Wenn Sie gleichmäßig und gleichzeitig schieben, bleibt der Rumpf in der Mitte, Kopf und Gesäß werden auseinandergezogen, die Ellbogen bleiben etwas gebeugt, und die Knie werden leicht angehoben.

Wenn die Handgelenke bei Schritt 4 der Übung schmerzen, können Sie die Faust aufstützen. Die Hand steht dann auf den Grundgliedern der Finger, und der Daumen zeigt nach vorn.

4. Wenn Sie die Vierfüßlergrundstellung beherrschen, heben Sie vorsichtig einen Arm und das gegenseitige Bein ab, der andere Arm und das andere Bein drücken fest auf die Unterlage. Sie dürfen die Grundstellung dabei nicht wesentlich verändern.

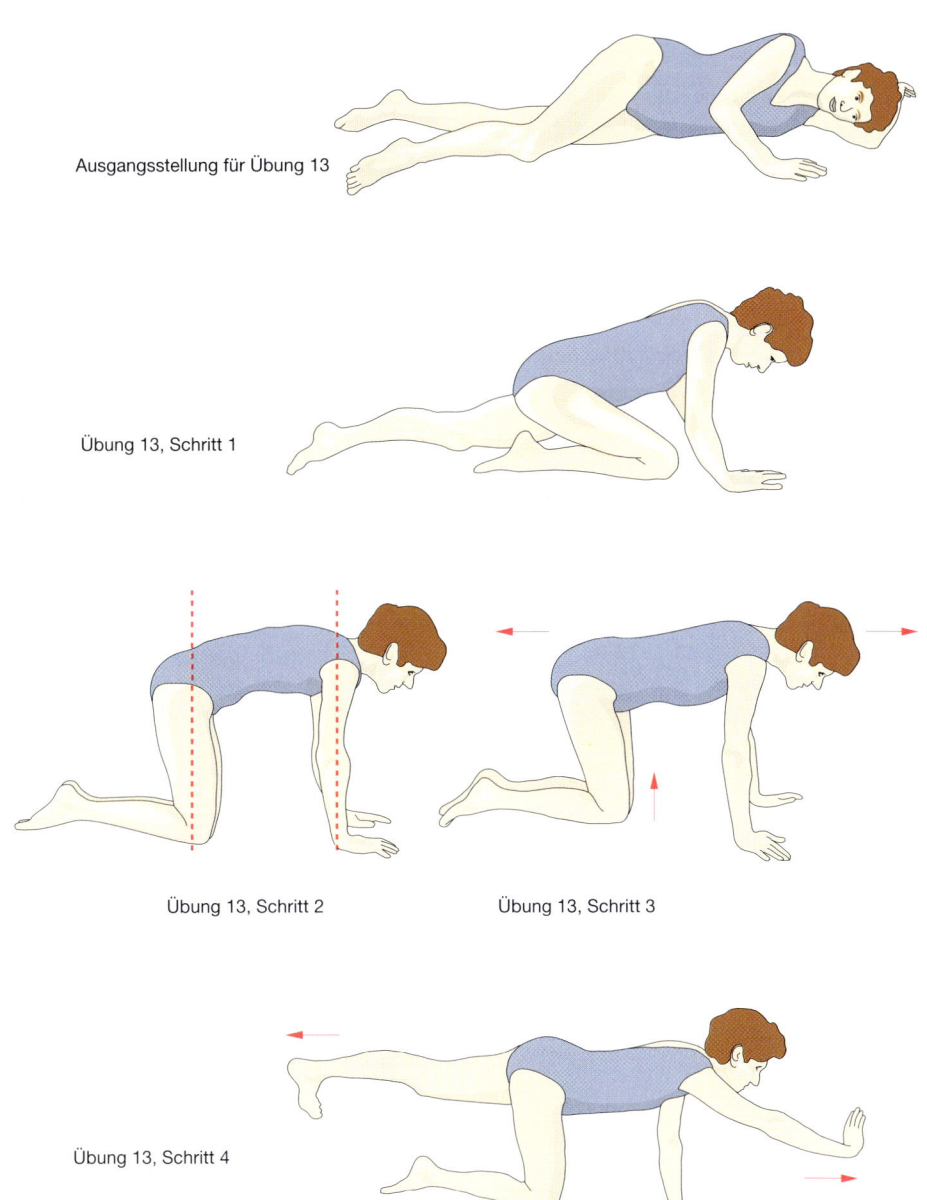

Ausgangsstellung für Übung 13

Übung 13, Schritt 1

Übung 13, Schritt 2

Übung 13, Schritt 3

Übung 13, Schritt 4

Übung 14 dürfen Sie frühestens sechs Wochen nach einer Bandscheiben-operation und nicht bei Schmerzen durchführen!

Übung 14: Vierfüßlerstand

1. Aus dem Vierfüßlerstand (Übung 13, Schritt 2) ein Bein und den gegenseitigen Arm diagonal wegstrecken.
2. Knie und Ellbogen beugen und unter dem Rumpf zusammenziehen, danach wieder wegstrecken. Beim Beugen die Fußspitze intensiv hochziehen und den Handrücken zum Unterarm bewegen. Der Rücken darf leicht in die Beugung mitgehen. In wechselnden Diagonalen üben!

Übung 15: Vierfüßlerstand

Beachten Sie immer die Schmerzgrenze!

1. Aus dem Vierfüßlerstand blicken Sie zu Ihrer Brust, zum Bauch und an den Oberschenkeln entlang zu den Knien.
2. Bewegen Sie dabei den Kopf auf die Knie zu.
3. Blicken Sie nun am Boden entlang nach vorn, und schieben Sie das Kinn dicht über den Boden.
4. Den Kopf zwischen den Armen nach oben führen und dabei hoch bis in Augenhöhe blicken. Den Kopf wieder einrollen und von vorn beginnen.

＊

Geändertes Übungsziel: Streckung der Brustwirbelsäule unter Ausschaltung der Lendenwirbelsäule, so daß kein Hohlkreuz möglich ist.

Übung 16: Tiefkriechstellung

1. Aus dem Vierfüßlerstand schieben Sie das Gesäß vorsichtig nach hinten über die Fersen und lassen die Arme möglichst weit nach vorn rutschen; das Brustbein gelangt dicht über die Unterlage.
2. Bleiben sie in dieser Stellung, und heben Sie abwechselnd links und rechts den Arm.
3. Heben Sie einen Arm, schauen in die Handfläche und drehen den Arm langsam hoch, das Brustbein bleibt dicht über der Unterlage.

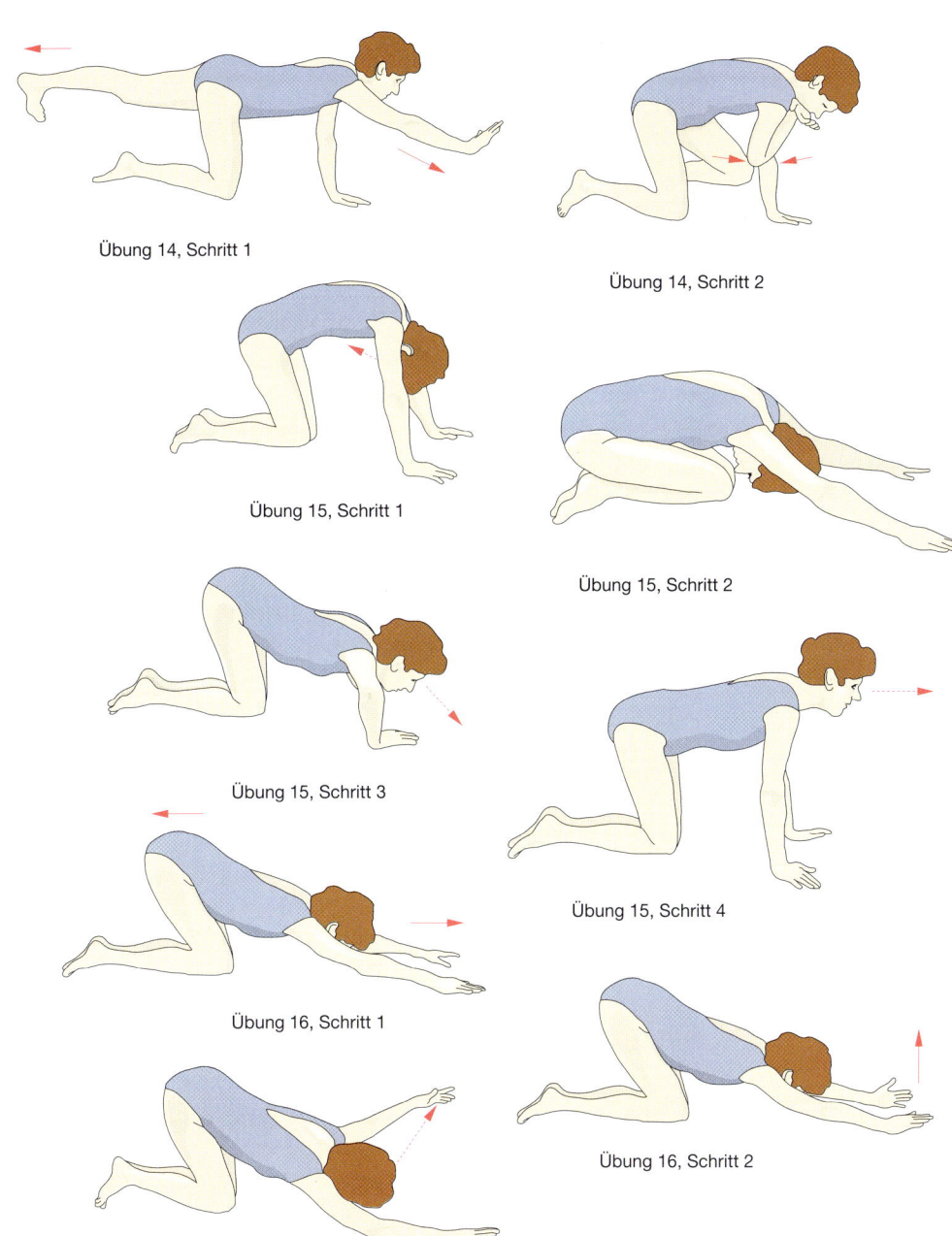

Übung 14, Schritt 1

Übung 14, Schritt 2

Übung 15, Schritt 1

Übung 15, Schritt 2

Übung 15, Schritt 3

Übung 15, Schritt 4

Übung 16, Schritt 1

Übung 16, Schritt 2

Übung 16, Schritt 3

Übungsziel: Förderung des Muskelgleichgewichts bei belasteter Wirbelsäule in guter Stellung. Die Verkleinerung der Unterstützungsfläche soll die Muskelarbeit verstärken.

Ausgangsstellung: Fersensitz. Ist es ohne Schmerzen möglich, setzen sie sich zurück auf beide Fersen.

Übung 17: Fersensitz

Grundsätzlich ist die Übung 17 für Menschen mit Knie- und Fußerkrankungen nicht geeignet. Auch ältere Patienten sollten diese Übung nicht durchführen.

Die Fußrücken fest auf die Unterlage drücken. Die Hände stemmen nach unten, und Sie kommen mit geradem Rücken hoch zum Kniestand. Sie müssen beachten, daß Sie bei dieser Übung kein Hohlkreuz machen, aber auch die Lendenwirbelsäule nicht rund machen. Setzen Sie sich langsam wieder zurück, und wiederholen Sie die Übung mehrfach.

✳

Geänderte Ausgangsstellung: Aus dem Kniestand ein Bein nach vorn aufstellen; Ober- und Unterschenkel stehen etwa im rechten Winkel.

Übung 18: Einbein-Kniestand

Stemmen Sie die Hände nach vorn, und verlagern Sie das Körpergewicht über das Bein. Drücken Sie sich jetzt mit dem Fußrücken des knienden Beins leicht vom Boden ab.

Diese Übung mehrfach wiederholen und die Beinstellung dabei wechseln.

Übung 19: Aufstehen

Beginnen Sie mit Übung 18, und drücken Sie sich aus dem Einbein-Kniestand hoch bis zum Stand (Schritte 1 und 2).

Die Übung wird wiederholt, wobei Sie nun das Bein wechseln.

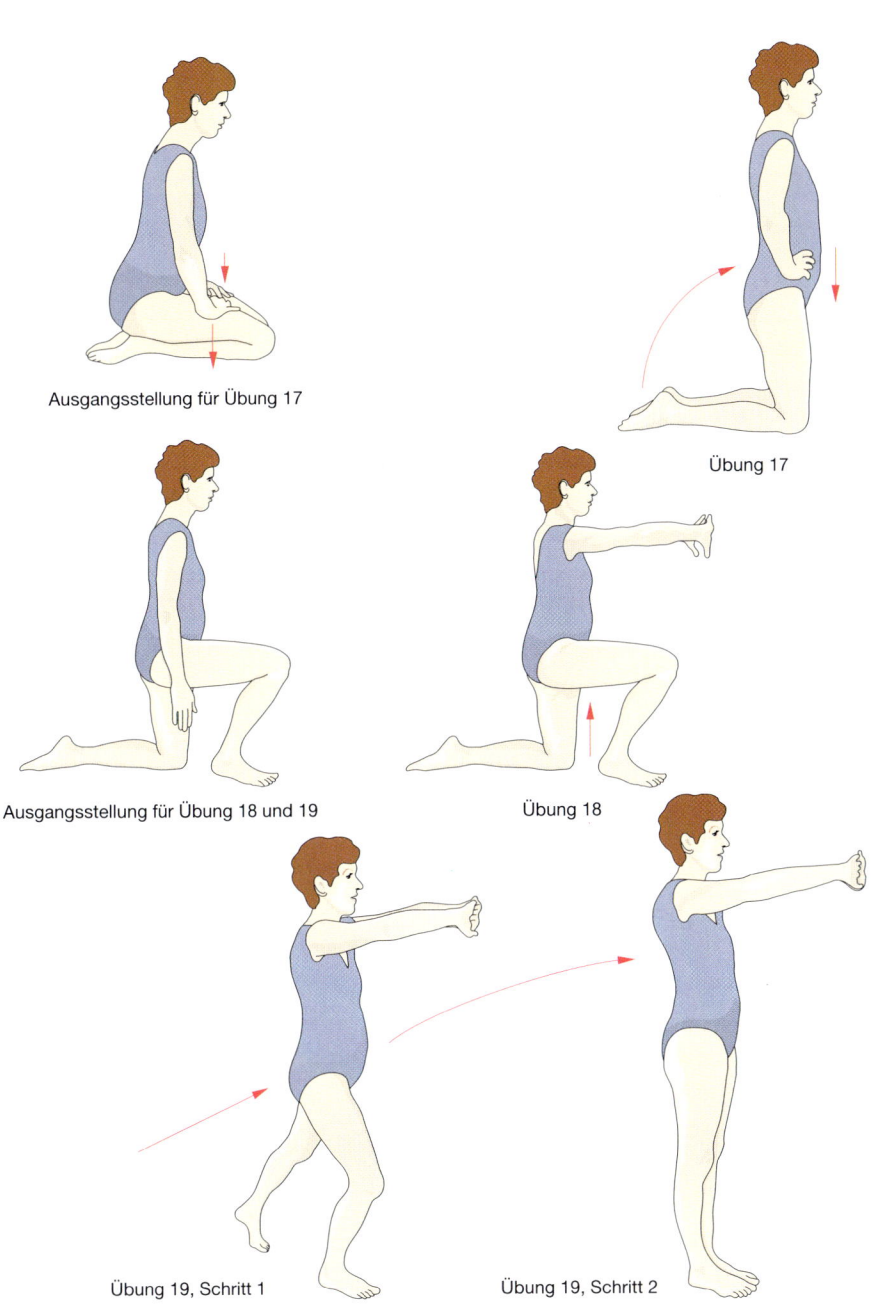

Ausgangsstellung für Übung 17

Übung 17

Ausgangsstellung für Übung 18 und 19

Übung 18

Übung 19, Schritt 1

Übung 19, Schritt 2

Übungen im Sitzen

| Im Sitzen | Übungsziel: Erreichen einer guten Sitzhaltung und Sicherung einer stabilen Rumpfhaltung gegenüber den Bewegungen von Armen und Beinen.

Nach einer Bandscheibenoperation sollten Sie in den ersten Wochen gar nicht oder nur kurzdauernd sitzen.

Ausgangsstellung: Sitzen auf dem Vorderteil eines flachen Hockers.

Übung 20: Sitzen

1. Legen Sie einen Stab (Besenstiel) auf den Hocker, und versuchen Sie, darauf zu sitzen. Wenn Sie Ihr Becken ausbalanciert haben, wird Ihnen das gelingen.

2. Nehmen Sie den Stab weg, und versuchen Sie Ihr Becken ohne dieses Hilfsmittel auszubalancieren. Durch Schub und Zug der Füße am Boden (die Füße dürfen nicht verrutschen!) können Sie eine geringe Beckenbewegung einleiten. Mit dem Gleichgewicht haben Sie auch die Beckenstellung, die die Streckung der Wirbelsäule im Sitzen ermöglicht.

3. Drücken Sie die Füße fest in den Boden. Stellen Sie sich vor, daß sich Ihr Rücken an einem Stab entlang streckt und Ihr Scheitel sich der Decke nähert. Sie lassen mit dem Druck der Füße nach, bleiben jedoch so groß.

Wenn Sie Übung 21 richtig ausführen, haben Sie das Gefühl, daß Sie in der Lendenwirbelsäule leicht werden. Trainieren Sie daher diese Übung, bis Sie sie gut beherrschen. Sie können damit in jeder Sitzhaltung, die Sie längere Zeit beibehalten müssen, Ihre Muskulatur gezielt aktivieren und die Wirbelsäule entlasten.

Übung 21: Sitzen

Beginnen Sie mit Übung 20, ziehen Sie dann die Hände hoch, spreizen die Finger, besonders den Daumen, und drehen die Fingerspitzen zum Körper. Die Handballen müssen Sie nach unten zum Boden führen, die Ellbogen bleiben leicht gebeugt, der Scheitel bleibt oben, der Nacken wird lang.

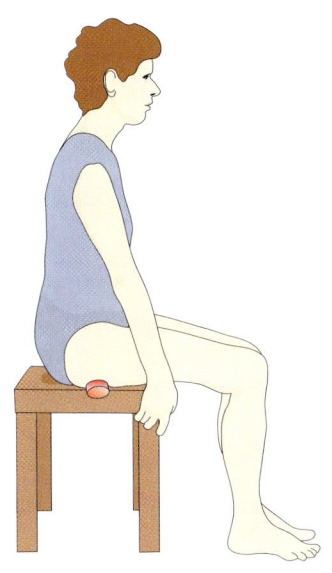

Übung 20, Schritt 1

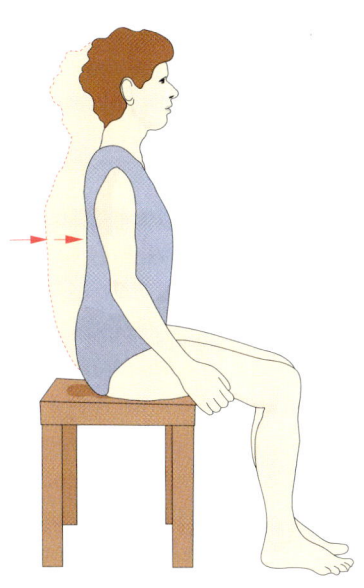

Übung 20, Schritt 2

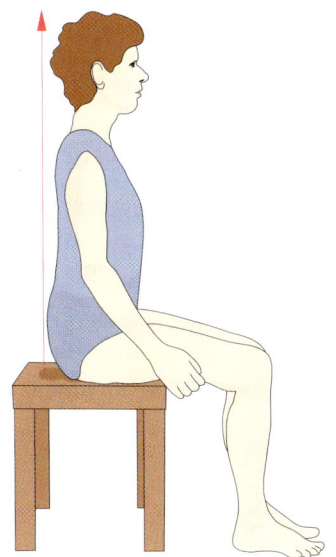

Übung 20, Schritt 3

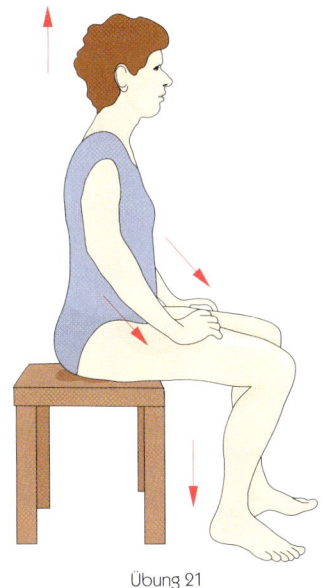

Übung 21

Ausgangsstellung: Sitzen Sie auf einem Stuhl. Drücken Sie die Füße in den Boden, und stemmen Sie den Scheitel nach oben und die Hände nach unten. In dieser gestreckten Haltung bleiben Sie.

Übung 22

1. Ziehen Sie die Daumen zur Schulter.
2. Stemmen Sie die Hände nach vorn weg, wobei die Fingerspitzen zueinander zeigen.
3. Wiederholen Sie Schritt 1, und stemmen Sie die Arme schräg zur Seite weg, wobei die Hände in Ihrem Blickfeld bleiben müssen.
4. Wiederholen Sie Schritt 1, dann stemmen Sie die Hände schräg nach vorn weg, wobei sie wieder im Blickfeld bleiben.

Wiederholen Sie Schritt 1: Ziehen Sie die Daumen zur Schulter und stemmen zum Abschluß noch einmal die Hände kräftig nach unten, als wollten Sie die Wirbelsäule auseinanderziehen (Ausgangsstellung).

Das ist gleichzeitig die Ausgangsstellung für Übung 23.

Übung 23: Sitzen

Wenn das Stemmen mit geöffneten Händen zu anstrengend ist, machen Sie statt dessen eine Faust; so stemmen Sie leichter.

Lösen Sie ein Bein vom Boden, ziehen das Knie hoch und führen den gegenüberliegenden Ellbogen gebeugt auf das Knie zu. (Schritt 1) Ellbogen und Knie müssen sich nicht treffen. Der andere Arm stemmt nach unten und hält damit den Rumpf und die Wirbelsäule in der gestreckten Haltung. Beide Arme stemmen nochmals nach oben, dann nach unten. Lösen Sie die Spannung, und führen Sie die Übung mit dem anderen Bein durch.

Übung 24: Sitzen

Drücken Sie die Füße in den Boden, und stemmen Sie den Scheitel nach oben. Führen Sie dann mit den Armen kurze, kräftige Pendelbewegungen durch.

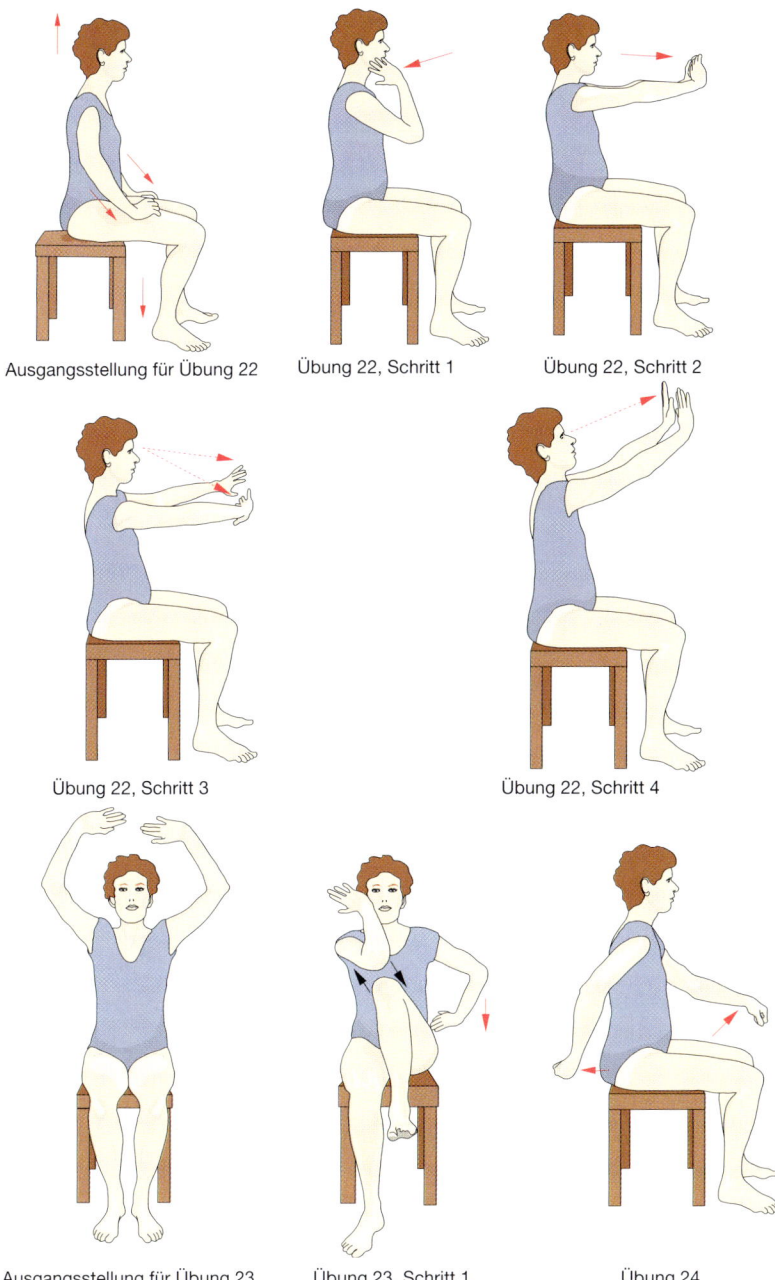

Ausgangsstellung für Übung 22

Übung 22, Schritt 1

Übung 22, Schritt 2

Übung 22, Schritt 3

Übung 22, Schritt 4

Ausgangsstellung für Übung 23

Übung 23, Schritt 1

Übung 24

Übungen im Stand

Im Stand
Übungsziel: Erreichen eines sicheren Standes. Dabei sitzen Sie zu Beginn der Übungen auf einem Hocker.

Übung 25: Zum Stand kommen
1. Stellen Sie ein Bein unter den Hocker, kommen Sie mit dem Becken weiter nach vorn, so daß der Schwerpunkt über die Unterstützungsfläche kommt.
2. Mit dem hinteren Bein hoch zum Stand drücken.
3. Das Gewicht auf das vordere Bein verlagern.

Übung 26: Stand
Hängen Sie vor einem Spiegel ein Lot auf, und stellen Sie sich seitlich zum Spiegel, die Füße parallel, die Fußspitzen nach vorn. Versuchen Sie, die Wirbelsäule der Schwerpunktlinie anzunähern.

Übung 27: Stand
Stehen Sie gerade wie in Übung 26. Bewegen Sie sich nun nur im Fußgelenk, und lassen Sie Ihr Gewicht über den unbeweglichen Füßen wandern. Pendeln Sie das Gewicht ein, indem Sie links und rechts die Zehen und die Fersen gleich stark belasten, bis das Lot dicht vor dem Fußgelenk auf den Boden fällt (Grundstellung für Standübungen).

Übung 28: Stand

Versuchen Sie festzustellen, ob die Lendenwirbelsäule entlastet wird. Alle Gelenke müssen leicht zu bewegen sein, reaktionsbereit und nicht blockiert.

Grundstellung; beide Füße fest in den Boden drücken, den Scheitel nach oben stemmen und die Hände nach unten. Machen Sie kleine, schnelle Bewegungen mit den Kniegelenken und gleichzeitig mit den Armen, ohne die Rumpfstellung zu ändern.

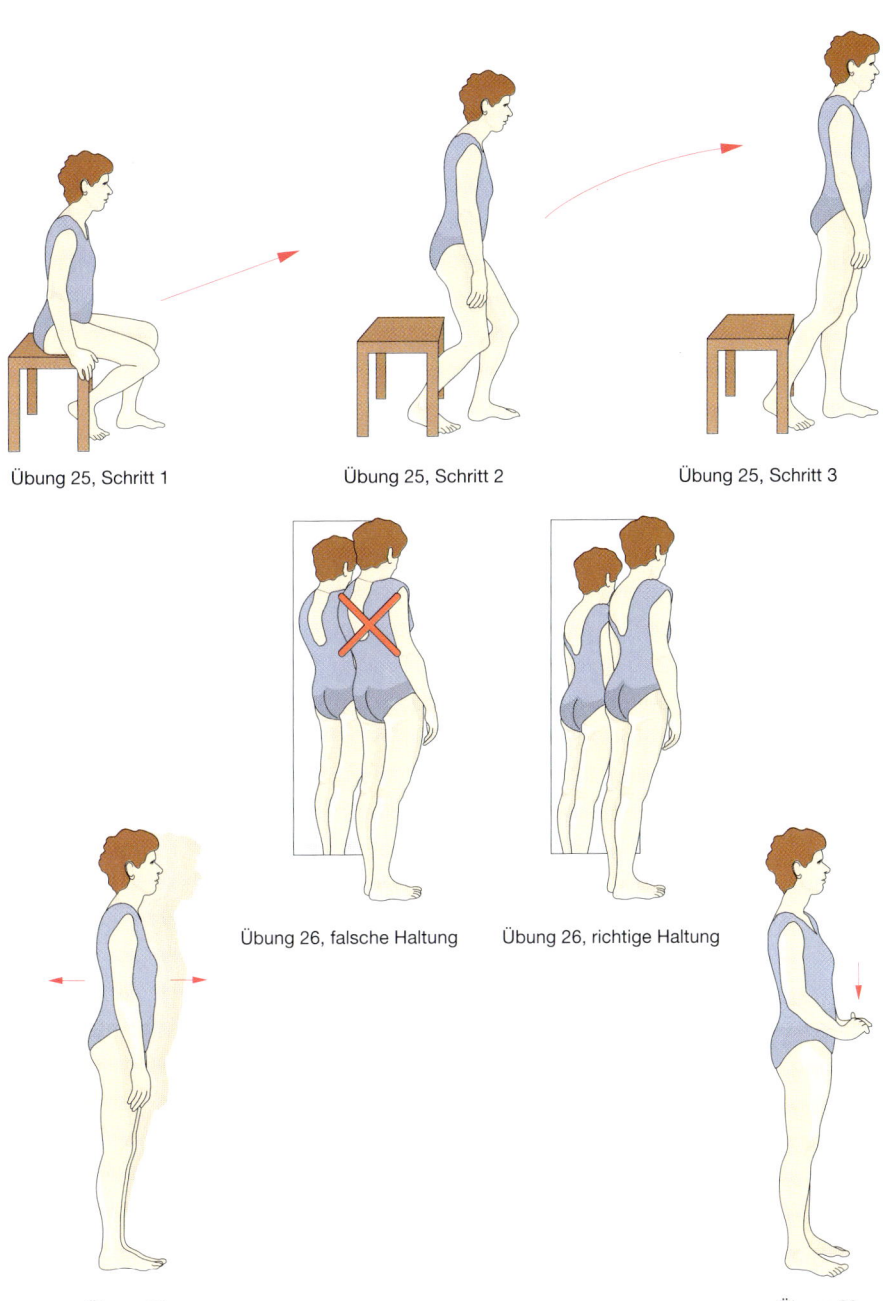

Übung 25, Schritt 1

Übung 25, Schritt 2

Übung 25, Schritt 3

Übung 26, falsche Haltung

Übung 26, richtige Haltung

Übung 27

Übung 28

Übung 29: Stand

1. Die Füße in den Boden drücken, den Scheitel zur Decke und die Hände nach unten stemmen.
2. Nun einen Arm nach oben stemmen und das Gewicht auf das gleichseitige Bein verlagern.
3. Das andere Bein beugen, den nach oben gestreckten Arm ebenfalls beugen. Das Knie und den gebeugten Ellbogen diagonal aufeinander zuführen, ohne daß sie sich erreichen. Der andere Arm stemmt nach unten und hält Rumpf und Wirbelsäule in Streckung. Gehen Sie langsam in die Ausgangsstellung zurück, und üben Sie auch die Gegenseite.

Übung 30: Stand

Vergessen Sie bei den Übungen aus dem Stand die Grundstellung nicht. Wenn Sie unsicher sind, ob Sie die richtige Haltung haben, machen Sie nochmals Übung 26 und 27 vor dem Spiegel.

1. Sie stehen mit stabil gehaltenem Rumpf vor einem Hocker.
2. Halten Sie das Becken sicher in Stellung, und stellen Sie abwechselnd ein Bein auf den Hocker.
3. Üben Sie so weiter, und führen Sie zusätzlich kurze Armschwünge durch. Der Rumpf bleibt stabil.

Übung 31: Gehen (keine Abbildung)

Übungsziel: Durch den Einsatz der Fußmuskeln erreichen Sie eine reaktionsbereite Rumpfmuskelspannung und balancieren die Wirbelsäule in guter Stellung aus.

1. Gehen Sie unter Kontrolle mit den Augen auf einer Linie entlang.
2. Legen Sie ein Seil auf den Boden und gehen an ihm entlang, ohne hinzusehen.
3. Gehen Sie nun auf dem Seil und fassen mit der rechten Hand den linken Fuß an und umgekehrt.
4. Gehen Sie auf den Zehen, und achten Sie darauf, daß diese den Fuß von den Ballen bis zu den Spitzen gut abdrücken.

5. Gehen Sie auf den Zehen über das Seil.

6. Gehen Sie rückwärts holen Sie dabei mit den Beinen weit nach hinten aus, und blicken Sie nicht zurück, sondern versuchen Sie, den Raum nach hinten mit den Füßen auszutasten.

7. Gehen Sie nach Musik rhythmisch vor und zurück. Das Einschlagen der entgegengesetzten Richtung darf Ihnen nun keine Schwierigkeiten machen.

Von hinten muß man die ganze Fußsohle sehen, das gilt auch für das normale Gehen

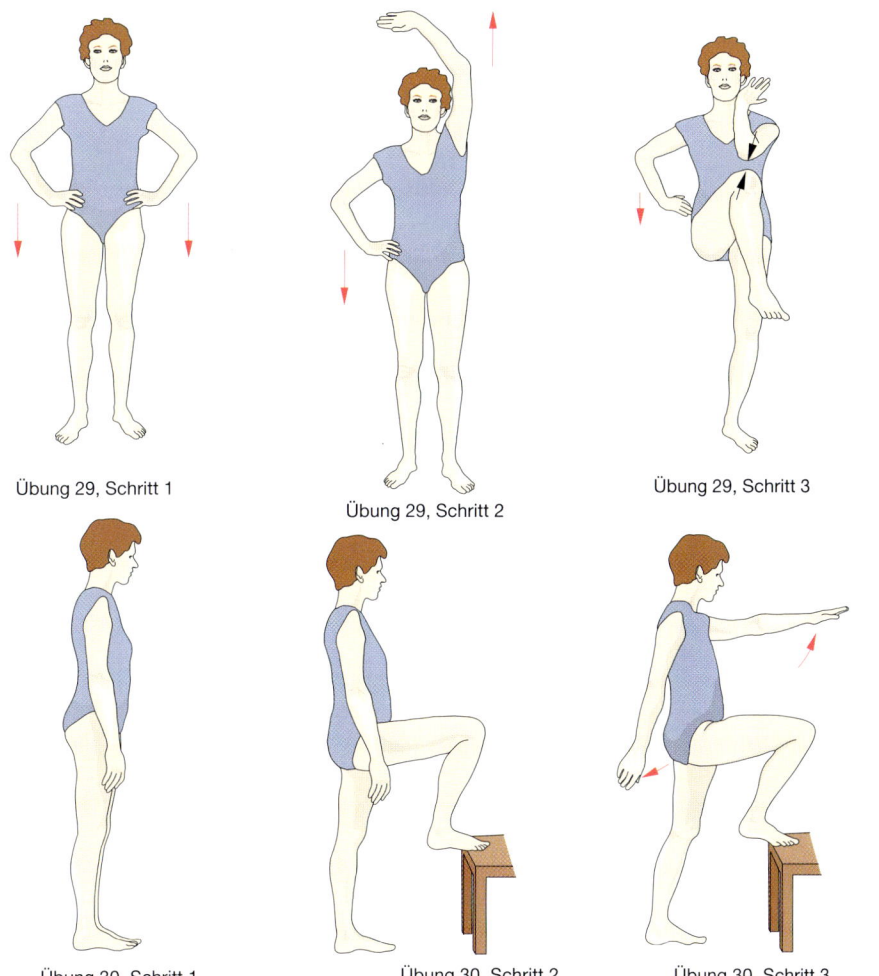

Übung 29, Schritt 1

Übung 29, Schritt 2

Übung 29, Schritt 3

Übung 30, Schritt 1

Übung 30, Schritt 2

Übung 30, Schritt 3

So bücken Sie sich richtig

Vorsicht: Nehmen Sie erst dann Lasten auf, wenn Sie genügend Sicherheit und die notwendige Kraft dazu erworben haben.

Bücktraining **Übungsziel: Bücken und Lasten aufnehmen in guter Wirbelsäulenstellung und unter richtigem Muskeleinsatz.**

Ausgangsstellungen: Sitzen und Stand.

Übung 32: Bücken im Sitzen

Grätschen Sie die Beine breit, und legen Sie Ihr Becken bei geradem Rücken langsam nach vorn zwischen die Beine.

Übung 33: Bücken aus dem Stand

Wenn Sie in Übung 33 oben angekommen sind, müssen alle Gelenke in reaktionsfähigen Stellungen sein. Kontrollieren Sie das durch kleine Bewegungen der Kniegelenke.

1. Die Beine leicht grätschen, die Knie über die Fußspitzen vorschieben und das Gesäß zurück, als wollten Sie das Becken zwischen die Beine nehmen. Becken und Wirbelsäule dürfen sich nicht gegeneinander bewegen.
2. Die Füße fest in den Boden drücken, die Hände nach unten stemmen, die Beine langsam strecken und den Scheitel nach oben drücken. Sie spüren die Spannung in Beinen, Gesäß, Unterbauch und Beckenboden.

Übung 34: Bücken aus dem Stand

Gehen Sie aus Übung 33 langsam immer tiefer, bis Sie mit den Händen den Boden erreichen können.

Übung 35: Bücken mit Gewicht

Bücken Sie sich richtig hinunter, und fassen Sie ein leichtes Gewicht, pressen es an den Bauch und stemmen sich hoch.

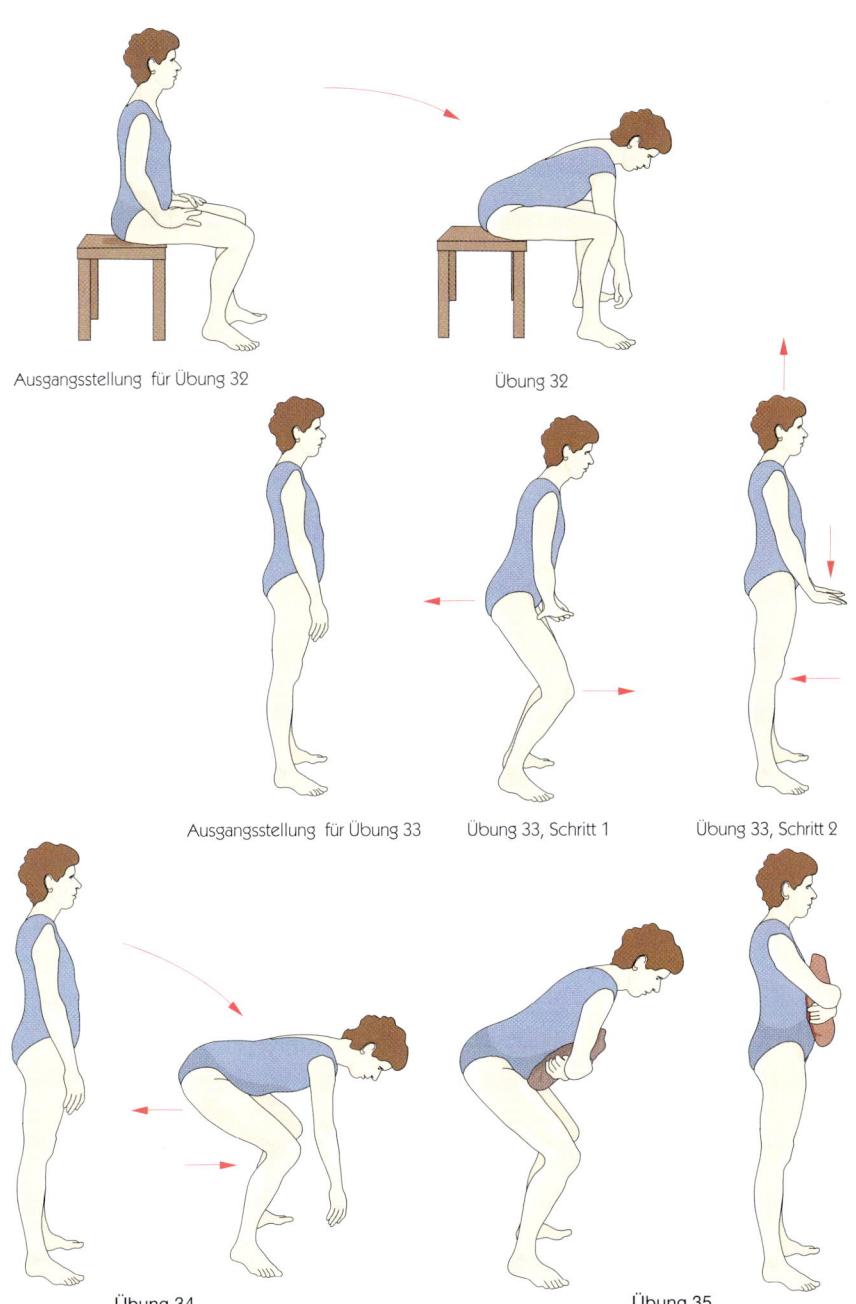

Ausgangsstellung für Übung 32

Übung 32

Ausgangsstellung für Übung 33

Übung 33, Schritt 1

Übung 33, Schritt 2

Übung 34

Übung 35

Weitere nützliche Übungen

Sonstige Übungen **Wie bereits erwähnt, ist der Aufenthalt im warmen Wasser (32 bis 34 Grad) sehr angenehm und entspannend. Ob Sie Schwimmer oder Nichtschwimmer sind, immer können Sie einen Besuch im Bad mit nützlichen Übungen verbinden.**

Übungsziel: Entspannung und Festigung der Muskeln durch Widerstand.

Übungen für Schwimmer

1. Wechseln Sie Ihren Schwimmstil ab, vor allem zwischen Kraul- und Rückenschwimmen; längeres Brustschwimmen sollten Sie vermeiden.

2. Drehen Sie sich im Wasser um die eigene Körperachse: einmal linksherum, einmal rechtsherum, und wiederholen das häufig. Dadurch können Sie leicht Spannungszustände beseitigen.

3. Eine spielerische Fortbewegung im Wasser ist besonders vorteilhaft; machen Sie daher auch die folgenden Übungen für Nichtschwimmer.

Übungen für Nichtschwimmer

Vergessen Sie nicht: Für alle Übungen gilt, daß Sie unbedingt die Schmerzgrenze beachten müssen: Bekommen Sie während der Übung Schmerzen, hören Sie sofort damit auf.

1. Gehen Sie mit großen Schritten im Wasser.

2. Gehen Sie weiter, und ziehen Sie dabei die Arme kräftig durchs Wasser, gleichseitig jeweils Arm und Bein entgegengesetzt.

3. Gehen Sie seitwärts: Wenn Sie ein Bein abspreizen, spreizen Sie die Arme ebenfalls ab; beim Schließen der Beine ziehen Sie die Arme an den Körper heran.

4. Wie Übung 3, nur überkreuzen Sie dabei die Beine abwechselnd vorn und hinten.

5. Gehen Sie rückwärts.

6. Treten Sie sehr schnell auf der Stelle, wobei der Körper aufrecht stehenbleibt.

7. Halten Sie sich mit beiden Armen am Beckenrand fest, ziehen das linke Knie zum Bauch, strecken die rechte Ferse nach rechts hinten weg und umgekehrt. Mehrmals wiederholen.

So lindern Sie Schmerzen

Wenn besonders akute Schmerzen auftreten, müssen Sie den Arzt aufsuchen. Wenn Sie aber unter immer wiederkehrenden leichten Schmerzzuständen leiden und Ihr Arzt darüber informiert ist, können Sie auch selbst etwas zur Schmerzlinderung tun.

1. Entlasten Sie die Wirbelsäule durch Bettruhe bei gleichmäßiger Wärme.

2. Nehmen Sie die Seitenlage mit angebeugten Beinen ein; eine Hand stützt vorn ab. Indem Sie mit dieser Hand auf die Unterlage drücken, bringen Sie den Körper leicht ins Schaukeln, vor und zurück.

3. Legen Sie sich auf den Rücken, die Beine sind angestellt. Wechselnd ein Knie vorsichtig und langsam nach vorn außen schieben.

4. Nehmen Sie ein warmes Bad. Wenn die schmerzhaften Spannungen nachlassen, führen Sie im Wasser leichte Übungen durch: Beine im Wechsel beugen und strecken; Beine anstellen und jeweils ein Knie leicht vorschieben; ein angebeugtes Bein zum Bauch ziehen, das andere bleibt gestreckt.

Bei Muskelschwächen und Lähmungen muß mit der betroffenen Muskulatur besonders intensiv geübt werden. Dies geht jedoch nur mit fachgerechter krankengymnastischer Anleitung. Wenn Sie die Übungen erlernt haben, können Sie selbständig zu Hause weiterüben. Auch wenn ein Erfolg zunächst ausbleibt, ist es wichtig, daß Sie sich ausdauernd und bewußt auf die erwünschte Muskeltätigkeit konzentrieren.

So helfen Sie sich bei Gefühlsstörungen

Streichen, Beklopfen, mit weicher Bürste den Bereich der gestörten Hautbezirke massieren.

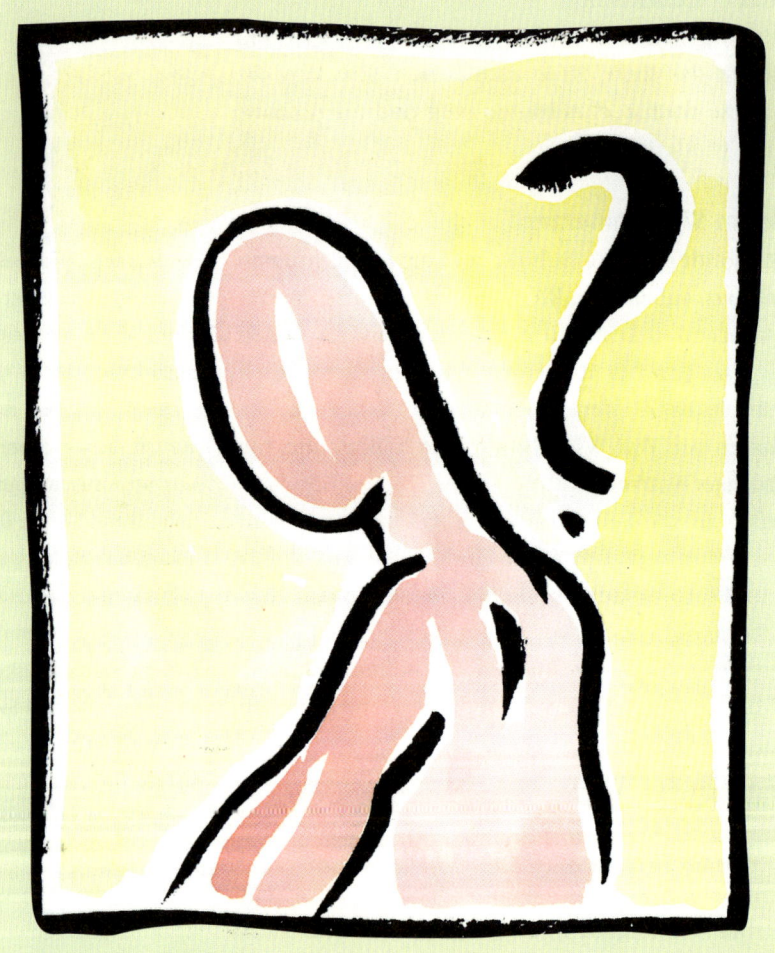

Welche Fragen habe ich bei Problemen mit meinem Rücken ?

Wenn man spürt, daß mit dem Körper etwas nicht in Ordnung ist, wenn Schmerzen auftreten oder auch nur Unwohlsein, ist man meist zuerst etwas hilflos. Soll ich gleich zum Arzt gehen? Lohnt sich das denn? So quält man sich oft eine ganze Weile, bis man sich entschließt, fachliche Hilfe in Anspruch zu nehmen. In diesem Kapitel werden Fragen, die Ärzten und Apotheker häufig gestellt werden, kurz und bündig beantwortet; dies kann jedoch auf keinen Fall Ihr persönliches Beratungsgespräch ersetzen!

Wer plötzlich Schmerzen bekommt, hat meist eine Menge Fragen, die er am besten seinem Arzt oder Apotheker stellt. Von Ihren Freunden, Bekannten und Kollegen können Sie auch viele Antworten bekommen, doch hier ist Vorsicht angebracht: Das Mittel, was Anderen geholfen hat, muß noch lange nicht auch für Sie das richtige sein!

Letztlich kann nur Ihr Arzt eine exakte Diagnose stellen und die für Sie optimale Behandlung festlegen.

Ich habe schreckliche Rückenschmerzen – das ist doch gewiß eine kaputte Bandscheibe?

Häufig sind geschädigte Bandscheiben die Ursache für Rückenschmerzen, aber keineswegs immer. Es kommen andere Probleme mit der Wirbelsäule in Frage, und nicht zuletzt können Rückenschmerzen auch psychische Ursachen haben.

Ich habe einen Bandscheibenschaden. Muß ich mich jetzt auf alle Fälle operieren lassen?

Keineswegs. Vor einer Operation gibt es andere, sogenannte konservative Behandlungsmethoden. Erst wenn die nicht zum gewünschten Erfolg führen, wird eine Operation in Erwägung gezogen. Nur unter ganz bestimmten Umständen muß sofort operiert werden.

Ich habe jahrelang keinerlei körperliche Aktivitäten unternommen. Werde ich gesund, wenn ich mich jetzt tüchtig ins Zeug lege?

In jedem Falle beginnen Sie behutsam! Lassen Sie sich beraten, beginnen Sie Übungen selbständig nur nach Anleitung.! Wenn Sie sich überfordern, schaden Sie sich nur! Während des Übens dürfen keine Schmerzen auftreten. Bauen Sie Ihre Aktivitäten so langsam aus, wie es ohne Überforderung möglich ist.

Hilft es meinem Rücken, wenn ich abnehme?

Auf alle Fälle! Je weniger Sie wiegen, desto weniger wird Ihre Wirbelsäule belastet. Wenn Sie ein Bäuchlein vor sich hertragen, zieht Sie das nach vorn, und Sie versuchen es auszugleichen, indem Sie sich nach hinten ins Hohlkreuz hängen. Dadurch belasten Sie Ihre Wirbelsäule sehr einseitig.

Eine Bandscheibenoperation ist kein lebensgefährlicher Eingriff, doch wie jede operative Behandlung ist auch sie nicht völlig risikofrei. Deshalb wird Ihr operierender Arzt sie Ihnen auch nur unter Abwägung aller anderen Gegebenheiten vorschlagen und Sie in einem ausführlichen Beratungsgespräch über alle möglichen Folgen informieren. Näheres darüber siehe Seite 46 ff. Dort ist auch beschrieben, unter welchen Voraussetzungen eine sofortige Operation nötig ist.

Wie gefährlich ist eine Bandscheibenoperation?

Ja, das kann man. Regelmäßige körperliche Aktivität ist die beste Vorbeugung. Dabei helfen schon Kleinigkeiten im täglichen Leben: statt mit dem Aufzug oder der Rolltreppe zu fahren, nehmen Sie die Treppe. Wenn Sie außer Atem kommen, machen Sie eine kleine Pause. Lassen Sie das Auto so oft wie möglich daheim, und machen Sie kleine Besorgungen zu Fuß oder mit dem Fahrrad.

Kann man einer Bandscheibenerkrankung vorbeugen?

Selbstverständlich. Doch wirken sich diese Risiken nicht bei jedem Menschen gleich stark aus. Beispielsweise ist Motorradfahren schädlich für die Wirbelsäule, besonders von Jugendlichen. Leistungsturnen schädigt die Wirbelsäule der Kinder. Überhaupt hat Leistungssport nichts mit Gesundheit zu tun!

Schaden richten schlechte Sitzmöbel und Betten an. Langes Sitzen, noch mehr schlechtes Sitzen ist besonders schädlich.

Gibt es besondere Risiken für die Wirbelsäule?

Nicht unbedingt! Grundsätzlich schadet körperliche Arbeit der Wirbelsäule nicht; was schädlich ist, sind einseitige Haltungen, falsches Bücken, falsches und einseitiges Tragen zu schwerer Lasten, lang andauernde, zu starke Vibrationen. In vielen Fällen kann man weiterhin seinen Beruf ausüben, für bestimmte Berufe

Darf ich bei meinem Bandscheibenschaden nicht mehr körperlich arbeiten?

wird empfohlen, sich umschulen zu lassen. Fragen Sie Ihren Arzt.

Ich arbeite den ganzen Tag im Sitzen. Muß ich mir eventuell eine andere Arbeit suchen?

Nein, denn Sie können z. B. bei der Büroarbeit abwechselnde Haltungen einnehmen, zum Beispiel an einem Stehpult. Reden Sie mit Ihrem Vorgesetzten und mit dem Betriebsrat, wie man Tische, Stuhl und anderes Mobiliar Ihren Bedürfnissen am besten anpassen kann.

Gibt es nicht modernere Methoden eines Eingriffs, die die herkömmmliche Bandscheibenoperation überflüssig machen?

Es gibt Methoden wie die „Absaugmethode" (perkutane lumbale Nukleotomie), vereinzelt noch die Chemonukleose (enzymatische Auflösung der erkrankten Bandscheibe), die unter Umständen eine Operation herkömmlicher Art überflüssig machen können. Diese Methoden kommen jedoch nur in wenigen Fällen in Frage, sie haben auch ihr Risiko (vor allem bei Anwendung von Laser). Näheres darüber erfahren Sie auf Seite 44 und 45.

Gibt es auch naturheilkundliche Behandlungsmethoden?

Selbstverständlich. Viele der konservativen Behandlungsmethoden der Schulmedizin stimmen mit naturheilkundlichen Methoden überein. Bevor Sie jedoch Experimente auf eigene Faust machen, sprechen Sie mit Ihrem Arzt darüber, und lassen Sie sich ausführlich beraten, damit Sie nicht aus Unwissenheit etwas Schädliches oder zumindest Unwirksames unternehmen!

Welche Sportarten kann ich nach einer Bandscheibenoperation noch ausüben?

Auch nach einer Bandscheibenoperation ist sportliche Betätigung nicht nur möglich, sondern sogar nötig! Als wichtigen Anhaltspunkt für das Wieviel und Wielange müssen Sie auf Ihren Körper hören: Wird er überfordert, reagiert er mit Schmerzen. Wenn die Schmerzen nur bei einer bestimmten Sportart auftreten, ist sie für Sie ungeeignet. Das gilt vor allem für Sportarten, bei denen Sie Ihren Körper einseitig belasten. Wenn Sie

Kraftsport betreiben wollen, dürfen Sie das nur unter Anleitung eines darin erfahrenen Arztes tun.

Lauftraining, Gymnastik, Radfahren, Skilanglauf und vor allem Rückenschwimmen sind in den meisten Fällen empfehlenswert.

Sie selbst sind der wichtigste Faktor bei der Behandlung von Krankheiten. Der Rat und die Hilfe von Arzt und auch in bestimmten Fällen vom Apotheker können nur dann wirksam werden, wenn Sie selbst den festen Willen haben, einen eigenen Beitrag zu Ihrer Genesung zu liefern.

Was kann ich selbst tun, damit die Behandlung erfolgreich verläuft?

Sie erwarten von Ihrem Arzt, daß er Sie von Ihren Schmerzen befreit und gesund macht – das klappt aber nur, wenn Sie zur Zusammenarbeit bereit sind. Der Arzt muß also von Ihnen erwarten können, daß Sie seine Bemühungen unterstützen und die empfohlene Behandlung auch durchführen. Das bedeutet, daß Sie Ihre Übungen auch dann machen, wenn Sie keine Lust dazu haben, daß Sie Ihre Medikamente wie verordnet einnehmen, und daß Sie Ihren Arzt über auftretende Probleme auch informieren. Wenn Sie selbst die Verantwortung für Ihre Gesundheit übernehmen, in vertrauensvoller Zusammenarbeit mit den Fachleuten, haben Sie die besten Chancen, gesund zu werden oder zumindest Ihre Lebensqualität beträchtlich zu verbessern.

Die wichtigsten Fachbegriffe

Analgetika	schmerzstillende Mittel
Anatomie	Lehre vom Bau der Körperteile
Antikoagulantien	gerinnungshemmende Substanzen
Antiphlogistika	Mittel zur Behandlung von Entzündungen
Anulus fibrosus	äußerer Faserknorpelring der Zwischenwirbelscheibe
Biochemie	Grundlagenwissenschaft, die mit den Methoden der Chemie die Lebensvorgänge im Organismus untersucht
Cauda equina	Nervenfaserbündel, die vom Ende des Rückenmarks etwa in Höhe des zweiten Lendenwirbels nach unten den Lendenwirbelkanal ausfüllen
Chondrosis intervertebralis	frühes Stadium der Bandscheibenveränderung als Folge von Gewebealterung
Claudicatio intermittens	unterbrochenes (intermittierendes) Hinken
Degeneration	Entartung
Diagnose	Erkennung und Benennung von Krankheiten
Discitis	Entzündung der Zwischenwirbelscheiben
Discus intervertebralis	Zwischenwirbelscheibe (= Bandscheibe)

hinten (nach dem Rücken hin liegend)	**dorsal**
harte Rückenmarkshaut	**Dura mater spinalis**
Instrument zur Untersuchung und operativen Behandlung von Körperinnenräumen	**Endoskop**
von den Zwischenwirbelgelenken ausgehende Schmerzzustände	**Facettensyndrom**
Vermehrung von Bindegewebe	**Fibrose**
Zwischenwirbelloch für den Durchtritt der Nervenwurzeln	**Foramen intervertebralis**
hier: operativ herbeigeführte Wirbelverschmelzung	**Fusion**
Entfernung eines Wirbelhalbbogens	**Hemilaminektomie**
hier: Umspritzung mit Medikamenten	**Infiltration**
Einspritzung von Flüssigkeiten (Heilmitteln) in den Körper, auch zu diagnostischen Zwecken	**Injektion**
Unbeständigkeit (hier: Lockerung im Bewegungssegment)	**Instabilität**
innerhalb des Wirbelkanals	**intraspinal**
innerhalb des Nervenwasserraums	**intrathekal**
(schwanz-), fußwärts	**kaudal**
Buckel; bogenförmige, nach hinten gerichtete Krümmung der Wirbelsäule	**Kyphose**

Laminektomie	Entfernung der Wirbelbögen mit Dornfortsatz
Ligamentum longitudinale	Längsband (das vorne und hinten die Wirbelkörper miteinander verbindet)
Liquor cerebro-spinalis	(wasserklare) Nervenflüssigkeit
Lordose	nach vorne (bauchwärts) bogenförmige Verbiegung der Wirbelsäule
lumbal	zur Lendenwirbelsäule gehörig
Lumbalpunktion	Einführen (stechen) einer Hohlnadel in den harten Rückenmarkssack
Metastase	Tochtergeschwulst
methodisch	planmäßig (hier: planmäßige Entwicklung von Operationstechniken)
Mobilisation	Beweglichmachung (zum Beispiel der Wirbelsäule)
Myelographie	Kontrastmitteluntersuchung des Rückenmarkskanals
Nucleus pulposus	innerster Teil der Zwischenwirbelscheibe (Gallertkern)
Orthese	orthopädische Rumpfstütze
Osteochondrosis intervertebralis	fortgeschrittene Veränderung der Zwischenwirbelscheibe mit Verschmälerung des Zwischenwirbelraums und mit röntgenologisch nachweisbaren Veränderungen an den Wirbelkörperrändern
paraspinal	neben dem Wirbelkanal

neben der Wirbelsäule	**paravertebral**
unvollständige Lähmung	**Parese**
hier: um die harte Rückenmarkshaut herum	**peridural**
durch die Haut	**perkutan**
Vorfall (hier: der Bandscheibe)	**Prolaps**
Vorwölbung (hier: der Bandscheibe)	**Protrusio**
die Nervenwurzeln betreffend	**radikulär**
Rückfall, hier: Bandscheibenvorfall der gleichen Höhe und Seite nach einer Operation	**Rezidiv**
krankhafte Veränderung der kleinen Wirbelgelenke	**Spondylarthrose**
Wirbelentzündung	**Spondylitis**
Wirbelgleiten	**Spondylolisthesis**
Spaltbildung im Zwischengelenkstück des Wirbelbogens	**Spondylolyse**
krankhafte Veränderung der Wirbelkörper	**Spondylose**
hier: Festigung der Wirbelsäule (durch Übungsbehandlung) oder des Bewegungssegments (durch Operation)	**Stabilisation**
hier: Verengung des Wirbelkanals	**Stenose**

Register